扶阳医学与圆运动

刘之凤　刘奇林　刘德丽　编著

U0200370

学苑出版社

图书在版编目（CIP）数据

扶阳医学与圆运动/刘之凤，刘奇林，刘德丽编著．—北京：学苑出版社，2017.8（2021.5 重印）

ISBN 978 - 7 - 5077 - 5254 - 0

Ⅰ．①扶…　Ⅱ．①刘…　②刘…　③刘…　Ⅲ．①中医学 - 临床医学 - 经验 - 中国 - 现代　Ⅳ．①R249.7

中国版本图书馆 CIP 数据核字（2017）第 156942 号

责任编辑： 黄小龙

出版发行： 学苑出版社

社　　址： 北京市丰台区南方庄 2 号院 1 号楼

邮政编码： 100079

网　　址： www.book001.com

电子邮箱： xueyuanpress@163.com

销售电话： 010 - 67601101（销售部）67603091（总编室）

印 刷 厂： 北京兰星球彩色印刷有限公司

开本尺寸： 880×1230　1/32

印　　张： 8.5

字　　数： 183 千字

版　　次： 2017 年 8 月第 1 版

印　　次： 2021 年 5 月第 3 次印刷

定　　价： 49.00 元

内容简介

《扶阳医学与圆运动》这本书，力求真实还原扶阳医学之基本全貌，诠释扶阳医学之真谛，阐释扶阳医学与圆运动的关系。

我们从2005年看到李可老师的书《急危重症疑难病经验专辑》后，便与扶阳医学结下了不解之缘。一直到现在，我们都在跟踪学习，精研未断，从一个初学者到现在一个传播者，乐此不疲。我们将自己的所学所悟分享给热爱中医，热爱扶阳医学的同仁们，希望能对大家有所裨益。

这本书主要讲了三个部分的内容。第一部分：详细介绍了扶阳医学理论和人物的历史渊源，历代老师的学术思想和历史贡献；着重阐述扶阳医学的理法依据，它所特有的脉诀和脉象阐释；诸法系列：桂枝法系列、附子法系列、非附桂系列三大系列，每个法的药解及变法都——注明；扶阳医学常用药物及配伍药解；临床的诊断、辨证、立法、遣药、出方的进程，具体围绕阳气的用、收、藏而立法遣药出方的演绎。第二部分：这一部分是重点，内容是扶阳医学与圆运动，是对扶阳医学总体诠释和升华部分，以及阐明当代扶阳的必要性和重要性。再就是简明扼要地介绍了黄元御的《四圣心源》和彭子益《圆运动的古中医学》重视中气升降气化的圆运动之理，它们的学术观点与扶阳医学三大气化圆运动的区别与联系。第三部分：以实际案例说明扶阳医学的立法用药是围绕人体阳气的生长收藏而设的，以促使人体阳气与自然界阳气气化同步，而达到治病养生延年之目的。

本书就像扶阳医学的脉法一样，条理清晰，环环相扣，次第分明，其理脉法药方一览无余，并加以验案印证，为诚心向医而又苦于没有门径的人开启了一道便捷之门。

郑钦安与卢铸之文章精选

郑钦安真龙约言

夫真龙者，乾为天是也。乾分一气落于坤宫，化而为水，阴阳互根，变出后天坎离二卦，人身赖焉；二气往来，化生中土，万物生焉，二气亦赖焉。如坎宫之龙，初生之龙也，养于坤土之中，故曰"见龙在田"，虽无飞腾之志，而有化育之功。是水也，无土而不停蓄；龙也，无土而不潜藏。故土覆水上，水在地中。水中有龙，而水不至寒极；地得龙潜，而地即能冲和。水土合德，世界大成矣。

编者按：这段文章重点释明了真龙（即乾元一阳或坎中一阳）在人身立命的重大意义和阴阳升降之要，亦是坎离既济的真正含义，更点明了"水土合德"对人体化生安康的重要性。

卢铸之精彩文章

（一）五行生克制化之理说

欲知五行生克制化之理，须知相生相养之道，相刑相克相冲之义，然后始可以却病，兼可以延年长生也。夫东方木运，以水为母，移水于木，用以灌溉，水患自消。南方火运，克金为主，金被火克，金为水母，燥自不生，金纯而火平矣。西方金运，金能化木，木能和土，土原金之母，得土之运转，而金木交并，相合而不相戕。北方水运，得金而生，得木而消，得火而化，生化自然，气自贯通。中央土运，旺在四时，得火为母，得金为子，母子相依，无偏无倚，自然有生无害，于是天清地宁，宇宙肃清矣。其中更有至要者，如水旺克火，则火熄；火旺烧水，则水干，均实害之。当必令其水勿泛滥，亦勿使其漏泄；勿使火燎原，亦勿使其停熄；使之不大不小，水到火之地位得感温暖，火到水之地位得感清凉，两相亲洽，毫无刺激。如是善运水火功夫，必可达到坎离既济，水火相生，天无厌机，地无尘氛，此即是五行生克之化机的至理，亦是金木交并之至道。四气相调，中央得中和之正气，于是五行运化，四方宁谧，疾病自然无从而生，天人亦自然得以安和。

——金寿老人卢铸之书

编者按： 这是卢铸之太老师对《易经》天人合一的整体思想的论述，体现了五行、河图、洛书、易经八卦与人体五脏的关系，以及人的生理变化和关系，其中五行生克及相互制化如水火相生之理和金木交并之道尤为重要。水火相生之理：是指人身五行正常的运化中，水火并不是相克不相容的，是相互协调的，火到水地感到清凉，水到火地感到温暖，两相亲洽毫无刺激，即为坎离既济、心肾相交之义；金木交并：金能化木，木能和土，土为金之母，得土之运转而金木交并，相合而不相戕。这篇文章一是把五行的空间、方位、季节、与五脏互相的联系全部结合起来。正如《内经》所说"太虚寥廓，肇基化元，万物资始，五运终天"。五运就是五行，五行把天下的所有事情都说清楚了。

（二）《卢氏临证实验录》序

医必先明理路而后可言方药，临证之际望色观神，闻声问情，以至切脉，实本诸理而考之法，以立确切不易之方，期尽轩、岐、扁鹊、仲景之能事，此非可空作漫语以欺人也。余生而孱弱，先后不足，幼小多病，得颜师龙臣治之而愈。复蒙授以养生之术、轩岐之学，俾从变理阴阳变化五行之中，取药物之偏性，治人生之疴疾，以为寿世寿民之用。倏忽五年，学渐有进。又承师命赴蓉从郑师钦安学用法用方之诀，一十一载亲炙，有闻必录。光绪辛丑冬月，忽郑师溘逝，年九十七。乃携笔记百本，再从颜师游。师命别置茅舍，闭户研讨，凡与《内》《难》诸书相合而为后贤误解者，检阅对勘，无失本源，以反证后贤之非是。而后贤之有所见者，亦必耳提面命，示以指趣。又采药炮制，并亲咀嚼，体味其性，务求其与身中经络、脏腑、簿膜、网油、气血要道相通相应之理。有疾痛疴痒相告者，亦必请师斟酌得宜，始依法立方，调配药饵，不一年四方来诊者益众。方庆得坐春风，浸淫雨化，日以理论见诸实验，孰知朝露，溘至颜师渺矣。孑立无依，深难孤陋，乃游诸四方，登山涉水，以证方土异宜，气候变化，采偏救弊，补漏填缺，及天人相应与之至理。顾行踪所及，疮痍满目，鲜人悯念，大都兵燹冻馁之余，更呻吟病榻求医不效，益智医为当今之急需，决不可自秘其术，坐视其伤亡而不救。于是游至蓉，本其所学，为人诊病又廿余年，所幸理法方药悉守师承遗误尚少。现国家大力发扬祖国医学遗产，老怀亦加鼓舞，适及门诸子集录近来医案成帙，以资参证，因述余究医经过，以见学医不应专究方药，尤贵穷理得法，方能见病知源，不致误人。诸子勉之，是为序。

时公元一九五六年丙申岁仲秋月

金寿老人卢铸之

（三）《卢氏药物配合阐述》序

惟天下至诚，为能尽其性。能尽其性，则能尽人之性。能尽人之性，则能尽物之性。能尽物之性，则可以赞天地之化育。（《中庸》）昔神农采药之性补人之偏，救人之弊，以为治病之用。仲景本此，调燮阴阳之辨。人本阴阳之理而生，其病也，亦阴阳之偏弊而得，从三阴三阳中变幻而来。六淫之感召，由表而内，治之由内而外，使邪外达，不能久留于内。更以扶正助强，由化而生，由生而盛，使生生不息，延年可期。愚愧不敏，人事于斯，历经有年，遵古择药配方，认病合情撷性。使阴通阳达，阳随阴化，刚柔互用，正定邪消。历代注家颇不乏人，各抒所长，鲜有配合使用。愚就频年经验，确具实效，计《本经》内百十余种为《药物配合阐释》。乃以奇偶之配合，生化之盈缩，各物之能使，生成之代谢，气运之旋转，合天地人之变幻为法则。或三五而盈，或四九而成，内应九窍，外达皮毛。遵《神农本经》各品性味之咸宜，大毒治大病，无毒理平病，为生人之术事也。"

公元一九六二年壬寅岁冬月

金寿老人卢铸之

（四）金寿老人药解叙

《中庸》云："惟天下至诚，为能尽其性。能尽其性，则能尽人之性。能尽人之性，则能尽物之性。能尽物之性，则可以赞天地之化育。"

夫万物繁滋，并生并存，莫不赖天地化育之功。得气以成形，得理以成性。飞潜动植，生命同源，皆得天地之气，以各成其形，而同具此理以成其性。故一物虽有一物之形，而性则万殊，一本者也。无所谓偏与全，已之性犹人之性，人之性犹物之性。在此非不足，在彼非有余，只视其能尽其性与否耳。故欲尽其性，必明其理，欲明其理，必先以诚。诚者，浑然无伪，纯一无间之谓。诚至，则一志凝神，不为物诱，而明目此生。于是以静观其变，以理应事，以显推伏，以简驭繁，无耳目之蔽，亦即无气质之蔽。因乎吾心固有之本然，以顺乎人类之同然，同乎物情之自然，自能尽己尽人，以尽物，而性体极充周之量。

物之可入药者，见诸载籍不下数千种，而余仅取《本经》。《本经》亦有三百余种，而余仅取一百余种，此一百余种，余犹嫌其多也。盖数千种，形形色色之药物，分言之，固各有一性，合言之，则共此一性。而余所取之一百余种，岂复有性外者哉？苟能尽药物之性，此一药物与彼一药物，原无二理。形气同者，比类而通之；形气异者，因情以达之。由此一百余种，推之数千种而悉当也。设减此一百余种至数十种，而全其固有之性不假外求，少亦无害也。余今欲尽此一百余种药物之性，本我之情，通物之情，就我之用，成物之用。使灵者自鸣其豫，虫者各通其天。味厚而气薄者尽其味，气厚而味薄者取其气，平淡而无毒者，固必发挥其积极性，刚烈而大毒者，尤须善见其所长。且同一药物也，正用其能固因其性，以尽其力，如借用之，亦不失其性而广其效。至于在此以为君佐，在彼以为臣使者，其任务既有所不同，则其药理效用，当然亦因之而异。余故为此药解，务求其配伍适当，刚柔互用，以奇偶之和合，明生化之盈缩，内应九窍，外达皮毛，经权常变，无罔弗该，大小缓急无不备，期其阴通阳达，阳随阴化，在天地化育之所弗能为力者，从而辅之翼之，以尽其功。

学者以与所讲医案参证，当更易观其会通，得其要归，抑余尚有不能已于言者。余于医药事业，实以至诚，由尽己性以至于物，在在皆以实心之所存，体实理之所在，并实事以求是。望学者亦从至诚下手，无论造学问学技术，为人民服务，均不须臾离此至诚二字，爰叙篇首，幸共勉之。"

时一九五六年丙申秋
金寿老人卢铸之

（五）养生治病纲领

人之生成，纯在天地之间，阴阳之内，一切动静都随阴阳之气机而转，业医者，须识得《内经》所论，'凡阴阳之要，阳密乃固''阳气者，若天与日，失其所则折寿而不彰，故天运当以日光明'等奥义，说阴阳之虚实，变化之盈缩，刻刻都随五行运化之中，上下内外息息相通，无一刻停滞，随日月昼出夜入，昼作夜息，为养生治病之一大纲领也。

——卢铸之《卢氏医学心法》

自　序

　　两千年来，仲景《伤寒杂病论》以后，著书立说创派者亦很多，我认为"扶阳医学""圆运动学说"于中医复兴、传承和发展都将产生难以替代的作用。

　　扶阳医学的鼻祖郑钦安，他于《医理真传》一书中曰："余沉潜于斯二十余载，始知人身阴阳合一之道，仲景立方垂法之美。"其坎卦诗云："☵：天施地润水才通，一气含三造化工。万物根基从此立，生生化化沐时中。""坎为水……在人身为肾……一点真阳含于二阴之中，居于至阴之地，乃人立命之根，真种子也。"他将"一阳潜于水中"这一底蕴搜出，纠正了"滋阴降火，杀人无算"这一"千古流弊，医门大憾"。他说："人身一团血肉之躯，阴也，全赖一团真气运于其中而立命。"郑钦安的学术思想为扶阳医学奠定了坚实的理论基础和立法根本，他也成为扶阳医学的鼻祖。郑钦安弟子卢铸之得其真传，承其医志，游历四方，研医尝药，内证药理，逐渐完善郑钦安的学术思想，形成了一套完整的扶阳理脉法药医学体系。卢铸之曰："余虽拙，藉仲师方外求法，法外识病，再藉颜郑二师亲天视上亲地亲下知本知末知一生二，亦与仲师伤寒一贯，无不成其十全之功。"他提出：人身立命以火立极，治病立法以火消阴。立法用药以附、桂、淫羊藿立极，以术、草立中轴，以诸姜、桂枝为佐使，以人身阳气生长收藏气化失常为病机，并以此立法用药，以治病养生延年为治疗目的。其理脉法药独树一帜，而成为中医史上极为重要的学术思想。

扶阳医学由于种种原因，到目前为止市面上还未有涵盖其基本全貌的系统书籍，直接影响了扶阳医学的传承和发展。我开始是火神派的忠实追随者，热衷程度恐怕只有经历过百折困顿的人方能体悟。我从 2005 年开始学习火神派的诸书籍，到历届扶阳论坛，再到扶阳博士弟子班、扶阳精品班，再到成都直系弟子班，再到中华中医药学会的"首届扶阳医学传承人"，再到中华中医药学会扶阳医学传承基地的高级研究员、特聘讲师。我通过这十多年的系统学习、跟师临床，我也有所领悟：我认为扶阳医学不单单是一个门派的学问，亦不是历史发展过程中一个阶段性的学派。扶阳医学是对民族传统文化和祖国医学的传承发展和升华。正如现代运气大家顾植山教授所讲："扶阳医学的理论是中医理论的核心。"它的理法脉药体系是经得起历史实践反复验证的，临床效果是显著的，所以我将这十多年所学所悟有序地进行整理，以诠释扶阳医学。

黄元御的《四圣心源》所阐述的"枢轴运动（圆运动）"学说，崇尚气化，重视扶中土脾阳，扶阳抑阴，转中轴而运四维（心、肺、肝、肾）。彭子益的《圆运动的古中医学》以《易经》河图中气升降圆运动之理，破解四大经典之奥秘，理出了"生命宇宙整体观"，找到了古中医传承断层的脉络。李可老师称彭子益为中医复兴之父，是中医史上一座丰碑。

扶阳医学的学术思想与圆运动学术思想都崇尚气化，重视阳气，只是落脚点不同，一个先天，一个后天，我想立极先天更为究竟。

扶阳医学经过几代人的继承发展和实践，更加完善，两百年来验证了它的理脉法药体系是遵循了"天人合一"这一自然规律的以火立极，以中土立轴，紧紧抓住人体阳气气化和圆运动的规律，围绕阳气的用、收、藏这一自然气化规律而立法用药，以"坎离既济、水土合德"为立法宗旨，以期达到治病养生延年之目的。

由于本人水平有限，理解认识也许有偏颇之处，只缘自己热爱中医，崇尚扶阳医学，初衷是让更多的人正确认识、学习扶阳医学，去惠民利国，而著此书。望各位老师同道批评指正，如能抛砖引玉，为扶阳医学"正本清源"，亦甚感欣慰。

刘之凤

2016 年 6 月 16 日于凤庐

目　　录

第一章　扶阳医学

绪　言

扶阳医学是在"天人合一"整体观念的基础上，以火立极，以扶阳护正、阳主阴从为指导思想的一个医学流派。扶阳医学有一套完整的理脉法药体系，以阳气气化规律失常为病机，围绕阳气的生长收藏而立法用药，符合"天人合一"的自然规律，合乎于道，是中医界极为重要的学术思想。刘力红博士谈到扶阳医学时有一句话说得好："疴担中医家业，传承扶阳法脉。"

扶阳医学的历史渊源

一、扶阳医学理论渊源

扶阳医学的理论源于《周易》《内经》《伤寒论》等经典，合乎于道。

（一）《周易》云："大哉乾元，万物资始，乃统天。""大哉坤元，万物资生，乃顺承天。""天行健，君子以自强不息，地势坤，君子以厚德载物。"强调了乾元之阳在万物生命活动当中的主导地位，坤土之阴则属于从属地位。《乾凿度》云："气者生之充也。""夫有形者生于无形。"说明阳气是机体化生的原动力。

（二）《内经》中《素问·上古天真论》云："食饮有节，起居有常……恬淡虚无，真气从之，病安从来？""真气"，真阳也。《素问·生气通天论》道："凡阴阳之要，阳密乃固。""阳气者，若天与日，失其所则折寿而不彰，故天运当以日光明。""阳生阴长，阳杀阴藏。"

李念莪《内经知要》云："天之运行，惟日为本，天无此，则昼夜不分，四时失序，晦冥幽暗，万物不彰矣。在于人者亦惟此阳气为要，苟无阳气孰分清浊？熟布三焦？孰为呼吸？孰为运行？血何由生？食何由化？与天无日等矣。"

（三）《伤寒论》扶阳医学的两个重要的法——桂枝法、四逆法，皆缘于《伤寒论》桂枝汤、四逆汤的延伸。

（四）老子《道德经》云："道生一，一生二，二生三，三生万物。"扶阳医学主张"以火立极"，即以坎中一阳为人身立命之根本。坎中一阳就是乾元一阳，是立极的"火"——真种子也，是化生我们机体四肢百骸的原动力。扶阳医学临床治疗主张"无问其病，以极为归"，"极"就是在"一"的层面。因此，扶阳医学是在"一"的层面上下功夫的医学。

扶阳医学主张以扶阳护正为要，阳主阴从，人身立命以火立极，治病立法以火消阴，"无问其病，以极为归"，其理论皆源于经典之理，并合乎于道。

二、扶阳医学的历史人物

（一）刘沅（1767—1855），字止唐，双流县人。刘沅是清代中叶著名的思想家、儒家、经学家、医学家，是集儒、释、道、医于一身的大学者，世人尊称其为"川西夫子"，他创立的"槐轩学说"在全国国学界有着深远的影响。刘沅于清乾隆五十七年由拔贡中试举人，道光六年选授湖北天门县知县，不愿外任，改国子监典簿，寻乞假归，潜心研究典籍。后自双流移居成都纯化街，宅有老槐，因称其居曰"槐轩"，日与门人讲学其间，创"槐轩学说"。作为中国传统文化的集大成者，他对中医亦有很高的造诣，精通中医典籍并极善养生，撰有《十三经恒解》《槐轩杂著》《槐轩约言》《性命微言》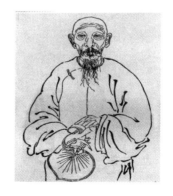
《圣余医案》《医理大概约说》和《活幼心法》等一百余卷。他培养出了郑钦安、颜龙臣等名医，把重阳的思想亦传授给了他的弟子。

（二）郑钦安（1824—1911），名寿全，原籍安徽。其祖宦游来川，遂寓居邛崃。幼读经史，于清嘉庆年间考中秀才，后师从刘止唐习文学医，于道光中叶悬壶成都，精研《周易》《内经》《伤寒论》诸书，其学深得《内经》《周易》、太极、仲景之奥旨，其核心思想为："元气为人生阴阳之主宰""人生立命全在坎中一阳""万病皆损于一元阳气""辨证不离伤寒六经""人身一团血肉之躯，阴也，全赖一团真气运于其中而立命""治病重在扶阳"，又深得仲景立法垂方之义。他的著作有《医理真传》（1869 年刊行）、《医法圆通》（1894 年刊行），还有《伤寒恒论》（1894 年刊行），三书为"火神派"开山之作。其《医理真传》谨遵仲景立法垂方之苦心，以乾坤坎离大旨立论，以真阳为人身性命之立极，探求阴阳盈缩、生化至理、内外病因、虚实病情、用法用方活泼圆通之妙义。承此主旨，《医法圆通》对用药、认证杂乱无章之市习痛下针砭，并详述各种临床见证之病机、治法，强调：外感当握定六经提纲，内伤应探求阴阳盈缩，而认证须有阴阳虚实之实据可凭。其深研仲景《伤寒论》，对原文逐条剖析发明而有《伤寒恒论》，淳言"不可专凭原文一二语以论药论方"。其自有一贯之旨，绝无骑墙之论，远非随文释义之注家所堪比肩者。

郑钦安是近代著名的中医学家，是近代伤寒学派的代表人物，业医七十余年，治病疗效显著，得到国内外中医界肯定。在名医辈出的晚清，他既能卓然成家，又能著书立说以传后世，被人尊为"医林圣手""郑火神""姜附先生"，是"火神派"的鼻祖，其影响和声誉遍及国内外。

（三）卢铸之（1876—1963），名禹臣，晚号金寿老人，四川德阳人，为著名中医学家。卢铸之出身中医世家，于清光绪年间考中秀才。先随姑父颜龙臣学医，后赴成都师从郑钦安，成为入室弟子。跟师习医达十一年之久，得其真传，老师去世后，尊师命，游历四方，考查各地的风土人情、

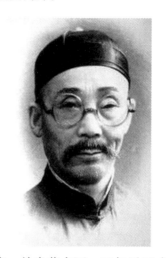

气候、医生的用药，边考查边治病，并尝药内证，三年后回成都正式行医。光绪末年开办"养正医馆"，开设"扶阳讲坛"，大力传播扶阳的学术思想。临证善用"姜桂附"，业医七十余年，疗效显著而被世人尊称为"卢火神"。其著作《郑钦安先生医书集注》《本经药物阐述》《卢氏临证实验录》，在全国中医界影响巨大，他也被医界称为"医林圣手"。他继承了郑钦安的理论和学术思想，并加以发展完善，将钦安学说发展成纯粹的"扶阳学派"，从而形成了一套完整的理脉法药方体系，首创扶阳学派据脉立法、出药成方的治疗模式。

（四）卢永定（1901—1986），字云龙，是卢铸之的长子，著名中医学家。少年即随父习医，初攻外科针灸，继则专研内科，精于医理，勤于临床，经验丰富。在医学理念上继承和发扬了钦安卢氏的医学思想，业医七十余年，尤精脉法，断人生死，毫厘不差。善于运用大剂量的姜、桂、附等辛温扶阳之

品，治疗外感疾病、内伤杂症、危急重症，在辨证论治和理法方药上有独到之处，在医林中独树一帜，数愈危疾，被世人尊为"医林圣手"。其著有《卢氏医学心法（续）》《卢氏临证实验录（续）》。

（五）彭重善，1931 年出生，四川德阳人。军旅生涯近二十年，因患肾结核尿血，得其表叔卢永定救治而愈，由此因缘遂对中医生信。1970 年底正式拜师入永定师门下，入门后每朝侍诊师侧，寒暑不辍，十五年无有间断，直至永定师去世，终得师门真传。从师三年后，蒙师开许，以所传之学免费诊治病人，至今四十余年，医道日进。善用辛温扶阳，以姜附桂起沉疴重疾，深得扶阳三昧，活人无数。其诊治皆为义诊，为真正心存悬壶济世之大医矣。今值国家昌明，学者众盼，无私传道授业，使扶阳医学渐放光彩，为扶阳医学的推广普及和传承做出很大的贡献。

（六）卢崇汉，1947 年出生于成都，从小跟随祖父、伯父学医，得其真传。十七岁业医，后上院校学习，一直从事教学临床工作，继承发展扶阳医学的阳主阴从的主导思想，临床灵活运用桂枝法、四逆法等，运用纯辛温之品，数起临床之沉疴。其医技精纯，整个治疗已达经权不紊、灵活潇洒，富有诗意之境界，被誉为第三代"卢火神"。他为历届扶阳论坛的主讲师，著有《扶阳讲记》《扶阳论坛》（一、二、四、五辑）等。是国内中医界扶阳学派的重要人物，对扶阳医学的兴起与弘扬功不可没。

三、他们的学术思想及贡献

（一）郑钦安的学术思想及贡献

1. 郑钦安的《医法圆通》曰："仲景立四逆……此方不独专为少阴立法，而上中下三部之法俱备，知得此理，便得姜附之功用也，今人不知立极之要，不知姜附之功，故不敢用也。非不敢用也，不明也。""人咸目予为姜附先生，不知予非专用姜附者也，只因病当服此……用姜附亦必究其虚实，相其阴阳，观其神色，当凉则凉，当热则热……余非爱姜附，恶归地，功夫全在阴阳上打算耳。学者苟能洞达阴阳之理，立极之要，自然头头是道，又奚疑姜附之不可用哉！"郑钦安完全领悟了仲景四逆立法之深义与阴阳盈缩之理及立极之要。

2. 郑钦安总结了几千年的传统医学精华："阴阳合一之道是坎，而坎中真阳居焉。"一言中的。将坎卦的底蕴搜出来，坎中一阳，就是乾卦的中阳，这是很伟大的。看坎卦不能只看到是水，不能一味地滋阴补肾。郑钦安为四逆法的归极、附子法的立极守极找到了落脚点。

3. 明识了坎肾中真阳居焉，以此确立人身立命以火立极，姜附桂就是扶助肾中阳气、命门火的药，由此为扶阳医学用姜附桂扶阳及相应立法提供了充分的理论根据，如附子法、附桂法等。

4. 坎代表肾，肾与膀胱互为表里，密切相连，太阳膀胱经是肾中阳气的门户，坎（肾）中阳气子时升发，由太阳膀胱经升起，由此为扶阳立法如桂枝法、附桂法找到了落脚点。

桂枝法、附桂法都是走太阳膀胱经，开太阳的。

5. 郑钦安的两个论点

（1）心肾相交、坎离既济是人身生命活动及人身太极（人出生后有生命力的身体）的依靠，并成为人体生命活动的主宰。这里讲的心肾不是西医解剖意义上的心脏、肾脏，而是指的中医意义上的两脏的系统功能，如心脏不但主血脉，还主大脑神志思维等功能。

（2）我们后天有生命力的人体是先天和肉体的结合。

（二）卢铸之学术贡献

他继承了郑钦安的理论和学术思想，并加以发展完善，将钦安学说发展成纯粹的"扶阳学派"，从而形成了一套完整的理脉法药方体系，首创扶阳学派诸法及据脉立法出药成方的治疗模式，明理确脉立法，法定药随方成。以内证阐释药解及配伍，围绕以坎立极，以中土立轴，以坎离既济为大法，佐水土合德、金木交并、火土合德之法，并以五行生克制化阐释方解，其药解方解文言流畅优美，其中却蕴藏着深刻哲理，非得道之人所能及也。他发展完善成就了一个纯粹学派——扶阳学派，扶阳医学由此发展而成，并成为中医界一门极为重要的学术思想，定会名垂医史。

（三）卢永定、卢崇汉、彭重善的历史贡献

他们在不同的历史年代继承、发展、实践了扶阳医学，并为传承发扬发展扶阳医学都起到了积极的推动作用。

扶阳医学的特点

扶阳医学是扶助、保护、治理阳气的医学，是在天人合一的思想指导下，主张："人身立命以火立极，治病立法，以火消阴，病在阳者，扶阳抑阴，病在阴者，用阳化阴。"并以"以极为归，坎离既济，水土合德"为治疗宗旨，其立法都是围绕阳气的生、长、收、藏而设。扶阳医学的医理法脉与治疗是一个系统工程，是一套纵深战术，更是一套迂回战术，既能全局战略，又能具体战术，还能预见疾病的走向，章法次第了然。

扶阳医学是对中华民族传统文化和医学的传承和发展，其理论皆源于经典，如《易经》《内经》《伤寒》，扶阳医学代表人物都精通儒释道。扶阳医学传承历经二百来年，经过几代人的深入探索、研究、实践和体悟，历尽艰辛，形成了自己一套完整的理法方药体系，和一套纯正精深的医学思想理论。其理脉法药方紧密相连，是一套完整的、经得起历史反复实践、反复验证的理脉法药方体系，其治病由表及里，次第分明；层层章法，步步规矩；药味精准，药纯理深；法有章法，法无定法；法随证变，法定药随；病解灵法，法解灵方。必须懂其理，明其脉，才能定其法，法定药随，详其药，而出其方。

扶阳医学是治病防病、延年益寿的医学，因其以护正扶阳为要，肾阳、肾气充足，正气旺盛，人的免疫力、抗病力、康复功能就强，就可以有效控制和预防疾病的发生，而达到延年益寿之目的。同时扶阳医学亦是优生优育的医学，因肾主生殖和生长发育，而扶阳医学就是以坎立极，重点以强壮肾阳，添补肾精为要，可以从根本上解决优生优育的问题。

扶阳医学的理论与立法渊源

一、扶阳医学的理论与基本立法渊源

扶阳医学的理论源于《周易》《内经》《伤寒》等经典之理。《周易》："大哉乾元，万物资始，乃统天。""至哉坤元，万物资生，乃顺承天。""天行健，自强不息，地势坤，厚德载物。"乾为阳，坤为阴，阳主阴从，它强调了"阳"在万物生命活动当中是居主导地位的，"阴"则属于从属地位。《乾凿度》："气者生之充也""夫有形者生于无形"。这说明阳气是我们机体化生四肢百骸的原动力，扶阳医学就是主张扶阳抑阴，阳主阴从。

《素问·上古天真论》曰："恬淡虚无，真气从之，精神内守，病安从来？""真气"是先天赋予人的元真之气，真阳也，明确指出了保存了真阳之气，使其有序地正常运行，才能达到不生病这样的生命境界。《素问·生气通天论》曰："阳气者，若天与日，失其所则折寿而不彰。"说明阳气是人的生命之根，立足之本，是人生命之主宰。《素问·六节藏象论》曰："肾者，主蛰，封藏之本，精之处也。"精藏于肾。《素问·生气通天论》曰："阳气者，精则养神，柔则养筋。"说明坎中阳是以"精"的状态封藏于肾中，也就是说人体阳气的畜积状态是以精的形态储存的，封藏于肾坎中，而成为人体的能量信息库，所以坎中阳是人体气化圆运动的原动力。而扶阳医学所主张的"人生立命以火立极""无问其病以极为归"，这里讲的"极"指的就是坎中一阳，在"一"的层面，可化生万物。

老子曰："道生一，一生二，二生三，三生万物。"扶阳医学立法的立极点就是在"一"的层面，所以扶阳医学合乎于道，它是在道的"一"的层次上的医学。

张景岳曰："天之大宝只此一丸红日，人之大宝只此一息真阳。"说明人体五脏六腑皆为虚位，人体本是一团血肉之躯，是一团死机，完全靠一息真阳运行其中而有生命，而这一息真阳之根就是坎中阳，乃人身立命之本，坎中一阳，乃乾元一阳，居于二阴之间，真种子也。由此可见阳气对人体生理病理都有其广泛的影响，如心没阳，血就不能正常地运行；脾没有阳，水谷就不能运化；肝没有阳，肝气就不能正常地疏泄，肝不能正常地藏血；肺没有阳，宣降的功能就会失常；肾没有阳，就可以导致浊阴凝闭、生长生殖无根，可见没有阳气的布运，气机就不能正常的升降，阴阳就不可能正常的勾通交济，脏腑的气化功能就会失常。所以扶阳医学重点强调扶助和温通阳气，这无疑是一个极其重要的治疗原则。

如扶阳医学的桂枝法、附子法系列，这些法皆源于《伤寒论》的枝枝汤、四逆汤内涵的延伸。《伤寒论》为何以"伤寒"命名？其序："余宗族素多，向余二百……其死亡者，三分有二，伤寒十居其七……"由此得出人体生病大多还是因身体阳气受损导致的，所以扶阳医学非常重视扶阳护正，主张阳主阴从、人生立命以火立极、治病立法以火消阴。

二、扶阳医学立法宗旨"坎离既济"之理据

（一）从天人合一讲：人秉天地之正气而生，四时之法

先天八卦　　　　　后天八卦

成。先天八卦乾坤生的六子，长男震卦，中男坎卦，少男艮卦，长女巽卦，中女离卦，少女兑卦，唯独中男坎卦与中女离卦得乾坤性情之正，而位于先后天八卦之经纬之正位，并成为后天八卦之主导，所以坎离两卦便是落在人身上的两个重要的卦象，坎离应人身为心肾、水火。人身以后天八卦的坎离而立命，坎为人身立命之本，坎离水火往来而化生中土，火水土合德而化生万全，由此便产生了扶阳医学的立法总旨——"坎离既济"，扶阳医学的所有立法皆围绕坎离既济而设。

（二）从人生命体的发育成熟讲坎离既济：在胎儿的发育过程中首先长出的是头（大脑）和生殖器，大脑属于心为离，生殖器属于肾为坎，心肾系统都是首先长出的，其次长出其他脏腑器官。人生命的产生是由乾（父）坤（母）的先天之精运化而产生的，而人从胚胎到身体的健康发育成熟是由坎离既济相交而运化进行的，坎离就是人身太极（出生后有生命力的人体）的先天，并在人出生后坎离既济又成为人身太极的生命依靠。因为人身太极就是由坎离（先天）和肉体的结合，没有坎离（先天）既济人体就形成了一个没有生命的肉囊了，所以人体生命活动的重点就是坎离既济、心肾相交。

因此得出坎离既济、心肾相交不是一个空洞抽象的理论，水火关系是很自然的关系。运用这一哲理，便产生了扶阳医学一个重要的立法旨要，那就是坎离既济、心肾相交，其所有立法皆是围绕坎离既济而设的，懂得了坎离之理，坎离既济之理，便明白了阴阳合一之道，天人合一之道，这也是扶阳医学的理论核心，所以在辨证用药上很重视水火关系，谁掌握了这个理，并能很好地运用，谁就掌握了人身长寿的密钥。治疗疾病、调理身体其目的就是让人体达到坎离既济的自然气化状态，人体就能健康长寿。由此得出我们治疗疾病，一治的是我们的肉体，二治的是先天，先天主要指的就是肾气、肾阳，扶阳医学大多数法里都有附桂，附桂就是补肾阳肾气的。在治疗疾病时，必须将治先天与治肉体二者结合起来，才可万全，才能使人体健康长寿。中医重点研究的就是由先后天结合的有生命的人体。

三、扶阳医学的理论立法核心

就是以扶阳护正为要，阳主阴从，人身以水火（坎离）立命，以火立极，治病立法，以火消阴，病在阳者，扶阳抑阴，病在阴者，用阳化阴，无问其病，以极为归，所以便产生了扶阳医学几个重要大法如桂枝法、附子法和非附桂法等，最终达到坎离既济，阴阳和合，水土合德之状态，寓治病养身延年于一体。

扶阳医学之理实乃中医学之大乘，合乎于自然天人合一养生之道，遵于老子三生观之至理，效仲景立法之旨，心法妙用堪称极致。

扶阳医学的脉法特色

一、扶阳医学脉法总述

扶阳医学脉法是以天人合一为旨归的真正脉法，可断生死，知顺逆，明盛衰，别先后天之气，邪正之强弱。它的脉法不同于以往所学，它的理脉法方药是紧密相连合而为一的，扶阳医学脉法是与理法方药无缝对接的脉法，有什么样的脉，就立什么样的法，立什么样的法，就遣什么样的药，所以扶阳脉法它是诊断辨证论治的最重要的依据，亦是扶阳医学三大特色（脉、法、药）中最为重要的一环，是必须要撑握与学习的基本功。扶阳脉法基本颠覆了传统中医脉诊之含义，如确定感受外寒主要取决于哪部脉？主要据哪部脉确定立法次第？脏、腑脉怎么取？为什么切肾脉要至骨？怎样探明先天之气和后天之气？怎样了解其强弱顺逆？怎样辨清元气和太和之气？所以这些问题显然不同于传统脉诊，必须要严格区别认真对待，潜心研究，用心领悟和炼习。学习传承好扶阳脉法是我们当下中医大夫的责任，更是我们对传承和宏扬祖国医学的一份担当，刘力红博士说："荷担中医家业，传承扶阳法脉。"

二、诊脉方法

（一）大夫的心境：凝神静气，专心于我，人我合一，心手合一。

（二）持脉姿势：病人面对医者或侧面医者，病人的手腕竖直起来，微微向外倾斜一点，医者左手切病人的右手，右手切病人的左手。

（三）持脉定位：医者的中指定位于病人的腕部挠骨突起的内侧，此为关脉之处，食指无名指并排，关上食指定位寸脉，关下无名指定位尺脉。

三、寸关尺三部脉与脏腑定位关系及脏腑脉诊特点

（一）扶阳医学的脉与理法药紧密相连，所以准确切脉与明确寸关尺三部脉与脏腑的关系具有很重要的临床价值。

脉诀一：

肺和膈间右寸知，胃脾大肠命关尺。

膻中与心左寸辨，肝胆之脉左关明。

小肠膀胱肾与尺，女子胞宫亦此寻。

轻取六腑重为脏，举寻按取浮中沉。

解释如图示：左右手浮中沉取脉所候的脏腑

左手

寸：浮（膻中）　　　　　中　　　　　沉（心脏）

关：浮（胆）　　　　　　中　　　　　沉（肝脏）

尺：浮（小肠）　　　　　中（膀胱）　沉（肾、胞宫）

右手

寸：浮（膈间）　　　　　中　　　　　沉（肺）

关：浮（胃）　　　　　　中　　　　　沉（脾）

尺：浮（大肠）　　　　　中　　　　　沉（命门）

注解：

膈间：横膈膜上叫膈间；膻中：心包，即心的胞膜。

举按寻，即为浮中沉取脉法。

脉诀二：

脉速需用息度衡，每分十七应永恒。

常脉一息四五至，三至为迟六七急。

注解：

一息：一呼一吸。每分钟十七次要永恒，要准确。（平时要自己练习，来衡量被诊者的脉速。）

一息 4～5 至是常脉，也就是说每分钟 68 次到 85 次之间是常脉，不看钟表就能知道患者的脉数。

一息 3 至和 6、7 至都是病脉。

脉诀三：

脉贵有神且有根，胃气常在人永康，

暗悉脏脉作准绳，肺脉毛而有力佳，

胃脉缓而有力神，心脉洪勾有力喜，

肝脉弦而有力畅，肾脉沉而有力强。

注意：

一是有胃气：有力中不失柔和，微弱中尚还有力，此即为有胃气，有缓象之脉。有胃气即是有根有神，不论脉速快慢只要是常脉有缓象，则是缓象之脉，左右整体脉象的健康标准是缓力神。

（二）扶阳医学诊脉特点

轻取六腑，重取五脏，肾脉沉取至骨。肾脉沉取至骨的目的是把握了解坎中一阳，肾中之精。坎中阳源于乾元一阳，真种子也，这也是扶阳医学为什么以火立极、以坎立极的落脚点。它代表人体阳气是否旺盛，人体的物质基础、储蓄的能量是否充足，生命力是否强大，以判断坎中能量是否充足以供随时调出抗邪，从而决定立法根本体系及立法次第。所以扶阳医学脉法非常重视坎中一阳，正如卢铸之太老师所言："人生立命在于以火立极，治病立法在于以火消阴。"

（三）分部脉象各有准绳

肺脉毛而有力有神且缓。力和神是分不开的，毛：像鸡毛掸子的毛，摸上去轻飘飘的，浮的，这样的感觉就是毛，如果沉下去了，紧了就有病了。

胃脉缓而有力有神。这里讲的胃脉主要讲的是脾脉，脾为后天之本，主运化，脾脉缓和有神有力就是健康，如脾脉紧就是因多食生冷、多用凉药造成的，长期伤了脾。《内经》曰："缓则生，不缓则死。"可见缓脉的重要性，特别是病重的时侯。

心脉洪勾有力有神且缓。也是首先要有缓象。洪勾：像如意的回勾，圆圆的，心脉不同于其他脉一直往前走，而要有回过来的感觉，这叫洪勾。如有洪勾，但没有力神，很弱，也是不正常的。

肝脉弦而有力有神、缓。弦：如按琴弦的感觉，肝脉要比其他脉窄一些，而且是畅达能通下去。如果肝脉在中间受了阻滞，就横宽了，或横象跑了，这就不弦了，就出现滞或逆的病脉了。肝脉除了有本脉弦，还要有缓象，如果弦紧或劲或硬亦是病脉了。

肾脉沉而有力有神、缓。肾气强不强，就看肾脉是否有缓象，沉下去没有，所以切肾脉要至骨。沉：是沉下去的，至骨才能摸到，肾脉本身要沉，不至骨就摸不到肾脉。缓、沉、神、力就是肾脉的正常脉，没有力神，肾脉就弱了。

扶阳医学认为正常人的脉象就是缓、力、神且左尺沉取有根。就好比人走起路来从容不迫，不急不忙，神情淡定，步伐稳健，很有精神，一看就是精气十足。从脉象讲：不快不慢，不浮不沉，缓和从容。同时要掌握四时季节的变化，而脉亦随之变化。《内经》："春应中规，夏应中矩，秋应中衡，冬应中权""春脉如弦……夏脉如钩……秋脉如毛……冬脉如沉。"必须要熟悉正常人的脉象及脉象的四季变化。

（四）考察脉象有两把尺子：一把是浮取、沉取的整体脉象，另一把是五脏之脉象。通过细诊整体脉象的缓力神及左尺脉情况来判断人体整体阴阳气血情况和太和之气全身充盈情况，以确定正气肾气是否旺盛、有无邪气、人体健康程度。通过细诊五脏脉象，来了解五脏的太过与不及，详细了解五脏的气血顺逆情况及互相协调情况，相火是否安位，肾脉根基之强弱。为什么要以五脏脉为标准呢？因为五脏统率全身，各有所主，肺主气，主皮毛；脾主运化，主肌腠；心主神志，主血脉；肝主情志，主筋；肾主骨，生髓主水液。抓住五脏脉的标准，用五脏脉的标准衡量全身的疾病。五脏气机乃为一体，五行乃为一行，通过五脏的脉象就可反应全身疾病。如整体取脉短、乏力、有滞，就可判断正气不足，气血不畅。如诊五脏脉的肝脉滞，说明肝气不畅；如有逆象，说明肝气抑郁了；如肝脉弦紧说明有风有寒。五脏有生克制化关系，一脏有病一定会影响到其他脏器，于是还要兼顾五脏气化是否协调。

人体健康的两把尺子，一个是总体的，一个是分部的，这两个都非常重要，不掌握好这两把尺子，就没有办法进行正确辨证。

四、病理性的脉象

(一) 二十八脉象

郑钦安谈切脉很简单，他说二十八脉堪为学者绳。这二十八脉是《内经知要》的作者李中梓（字士材）归纳的，这二十八脉基本反应了人生病时候的脉象变化。

浮脉和沉脉

浮脉：如按水中漂木。轻取即得，轻按有，重按沉取即无。浮脉主风，即伤风。

沉脉：轻取没有，重按有。凡脉不浮只沉的，是气虚、气弱，阳气不足，该用附片补阳气。

大脉与小脉（小脉是郑钦安的提法，二十八脉里是指细脉）。

大脉：脉横宽为大，主里虚内虚。对久病体弱的患者，突然脉大，表示病趋向不好的方向发展。

小脉：窄一些，或叫细。细脉一般是气血虚弱或有里寒。

实脉与虚脉

实脉：三部脉都感力大，脉亦大。实脉无缓象表示：
(1) 可能有包块，包块的部位靠问诊，或者依据各部脉象判断；
(2) 有腹痛。若实脉有缓象，这是好现象，表示先天强壮。

虚脉：三部脉无力，与实脉恰恰相反，是气虚或者先天禀赋不足。此脉则需要大剂量姜桂附。

长脉与短脉

长脉：通过三指腹中心而超本部。长脉表示气旺，达到心肾相交，至关至心，如此脉无缓象，表示阴阳失调偏离某一方面的病。始终要把缓象记住，缓是衡量整体脉象的。

短脉：脉只有在指腹中间跳，短脉有长短，有的只有针尖大小，有的稍长一点，但都是断开的，没有超过指腹。此脉表示：气不畅，或伤了气。这里的气包括肾气，太和之气。具体哪部脉短，就是哪部气伤了。

紧脉：如绞绳索，来去匆匆。主寒，主痛。哪部紧，哪部就有寒；寒有里寒和外寒之分，轻取整体紧，是身体感了外寒。整个沉取脉紧为里寒，里寒一般是伤于饮食或者是久病，不是一概用桂枝法的。外寒只能用桂枝法，如伴有里虚，可随后用附桂法。如内寒或某脏腑的寒，可以用附子法或附桂法。

滑脉：如珠滚盘。珠滚盘时，上覆绸布，体会滚的感觉。滑脉手感圆润。男女都有滑脉，主痰湿。妇女滑脉主孕，主经，主白带。孕脉最圆，月经滑脉次之，或者滑脉带滞，白带是滞微滑，都有滑脉现象，但有区别。

弦脉：除了肝的本脉弦，这里的弦脉是指病脉弦，如按弓弦，有拨动的感觉。若沉取弦，主痰饮，痰很重，有些老年人一年四季都咳，就是痰饮，脉弦。

芤脉：如刮空竹，空洞样的，或者如按葱叶管，感觉是空的，主失血。按各部看，哪部芤哪部出血，若整体脉芤，表示曾大出血过。

结脉：脉不规则地停顿，停顿时间有长短，表示心脏跳动不规则。还反映伤了饮食，另外外感也会出现结脉，饮食和外感问题解了还有结脉现象，就是心律不齐。

代脉：脉来有规律停止，有二代、三代、四代、五代。再多一般是结脉。代脉比结脉的病重一些。三代、四代，心脏疾病就较重一些，二代、三代的脉象，如果体质不好，就是危脉。代脉比结脉少见。

（二）扶阳医学的特殊脉象

1. 滞脉：二十八脉象有个涩脉。这里讲的滞脉有五种情况：

（1）气滞：指上的感觉是如打气筒打气，打一下跑一下，停的那下不是很畅。此为气滞，表示气虚、气郁。

（2）湿滞：指上感觉如流水，慢慢的、不畅的细流感，这是湿造成的。

（3）滑滞：有点像滑脉，但又不畅通，表示湿重或者妇女有白带。

（4）涩滞：脉不畅又带有刮竹样感，表示气血虚又有瘀滞。

（5）一强一滞：一下有力，一下力度滞一点，亦不代亦不结，中间无停顿。表示心率不齐，气虚。

各部脉都可能出现滞脉，特别在肝脉上的滞象，表示肝气不畅。肝气不畅的原因：一是情志不畅，肝气抑郁；二是肝脏本身有病，如肝肿大，脂肪肝等。有的宽一点，有的横向走，我们称之为逆。肝这部脉很重要，可知其情绪畅否、心肾交否。

2. 劲脉：二十八脉有革脉和劳脉，革脉浮而有力，牢脉沉而有力。我们通称劲脉。

劲脉有弹指的感觉，力大。脉管硬化，血液浓度大，高血压等都会出现这种脉象。左尺脉带劲，必然有高血压，虚阳外越；感受外邪脉带劲，且很有力，表示除了外感还有燥气，有时会感觉胃上发热，此时，治外感同时还要化燥。化燥，加香白芷，或油厚朴；如果外邪去了，脉还有劲象，就表示血压高或血脂高，或虚阳外越。

扶阳医学病理性脉象中如浮沉紧滞劲这五种脉象描述的最多，因为这五种脉象是扶阳医学最重要的，是直接确定立法的的脉象，必须熟悉熟练掌握，了然于胸。像浮脉：如按水中漂木，轻取即得，重按沉取即无。浮脉主风，即伤了风，受了外邪侵袭，六经辨证中的太阳中风。这样的脉象临床最常见，亦是扶阳医学非常重视的，因为外邪不除正气难复，桂枝法就是为此脉而设，不管有无外感症状，只要出现有外邪侵入的浮脉，就立桂枝法先去外邪，再论治其他病症，这亦决定了立法次第。沉取时脉浮起为脏脉浮，就是洪大脉，那需据病情而定。还有紧脉：如绞绳索，来去匆匆，绞劲比较有力，在扶阳医学脉象描述中是出现最多的一种脉象，紧脉出现提示人受了寒邪，如外感，太阳伤寒，或内受寒凉。紧数多为新感，细紧多为陈寒，或是人体出现了疼痛，或在局部或在全身，以此脉确立桂枝法或附桂法。紧脉情况临证时亦较复杂，肺脉紧或肺脉与膀胱脉同时都紧为感寒了，确定用桂枝法加祛肺寒的。如只膀胱脉紧，或为外感，或为外邪常带，或肾有寒将往外发散，可确定用桂枝法或用附桂法。如只肺胃脉紧可为伤冷饮造成，可用附桂法等。再就是沉脉，多为阳气虚，一般就立附子法或附桂法。如滞脉：气滞加理气药，湿滞加芳香化湿行滞药，滑滞加祛痰湿药，涩滞加补气血活血药。如劲脉：虚阳外越，用四逆汤法加味，或用四逆白通汤法加味。如因外感化燥用桂枝法加油厚朴、法夏等。

切脉是为了辨证，为了立法。临证以脉为主，结合望闻问切，脉症相合以脉为主；脉症不合，或舍病从脉，或舍脉从病。

学习摸脉主要途径就是跟师加临床，加上自己感悟和长期坚持不懈地练习把脉。

（本节内容选自彭重善《大医火神师徒传道录》）

扶阳医学的立法系列

扶阳医学的立法体系大体分为三种：桂枝法系列，附子法系列，非附桂法系列。

一、桂枝法系列

（一）桂枝法的由来

桂枝法是扶阳医学很重要的起手之法，是启阳开路温通之法。桂枝法是由《伤寒论》桂枝汤变化而来，经过郑钦安——卢铸之对经方主药——桂枝进行了长期的配伍运用和配伍规律的实践和研究，逐步形成了一套以桂枝为君药的法的系列，这套法的系列历经近二百来年的传承，经过郑钦安、卢铸之、卢永定、彭重善、卢崇汉等几代人的探索、实践、总结、升华、完善，至今已形成了一套独立完整成熟的桂枝法系列，经得起反复实践和验证，且疗效可靠。桂枝法系列，其理论源于《内经》《难经》《伤寒论》的医学思想，立法根基源于《伤寒论》的辨证思维，其立法组方严谨，药性配伍精练，临床疗效甚是灵验。

（二）桂枝药解

桂枝，气味辛温，有引阳出阴之能。由内而外，分布四旁，由皮毛而肌肉而经络而腑而脏，实通达内外之能使也。能引气机由土而木，由木而心肺，仍降于土，多助五行之运化，交流于五脏六腑。能拨动太阳，透达少阴，引微阳而出，交于太阴，使里外通达，气机可得。能拨通太阳、阳明开合之机，扶助内外交通之意。能开启太阳，上达于天，使上下相照，日月得明矣。能引少阴之气与太阳相接，使太阳由水而土，由土而木，由木而火，随脾之运化交达于上下内外。能化阴为阳，拨开云雾。能纳太阳之气，通达四末，使手足与心脑相合。能起少阴之气，与太阳相合，使阴阳协和。

借以为先锋使者，由少阴出于太阳膀胱之囊也。引交太阴，太阴肺脾也，肺脾得其辛温之性，一施运化，一施化源交诸于心，心离火也，真阳寄焉。下与小肠相通，小肠与膀胱相并，膀胱与小肠为心肾之外用，心肾即水火之变化，今用此引水气上升，化气化液，濡润万物，人身筋络骨节皆得其养，气血更能交流。

本品得淫羊藿一出一入，一开一合，以引阳而入阴，以宣阳而化阴，使内外宣通，阴阳协和，而营能守中，卫能护外，人身内外如一，百脉畅调，周身舒达矣。得麦芽、紫菀使金木协和不相侵，气血流通而无阻，肝调而肺畅，脾土乃能运化，心肾乃能相济。得松节、杜仲达关节而柔经络，使阴维、阳维围护于督任，八脉交通，三焦更能有用。与松节相合，达于筋脉骨节之中，能温筋热骨，冀期筋骨中之精血续续不间。得西茴香、陈皮肌腠得理，秽浊可分，脾肺双调，乾坤更能有用。得羌活、白芷，开筋膜，发肌腠，肠脏之秽邪可去，薄膜膏油之瘀凝可解，肺俞脾俞之寒痹得宣。得大黄于阳明太阳气机不畅、流露不清，能外开肌腠，内化肠腑之结，瘀去而阳升，浊化而清留，是阴阳燮之理也。得甘草化阴为阳，得生姜引阴阳相合。得附子出水泉，引微阳而布满上下内外，助气血之流通。

桂枝尖领附子雄烈之性，通达于三焦网膜，引阳气上至天空，雾露易于下布，地气更能上升，成为地天交泰之象。

桂枝尖引附子之温由少阴而太阳，缓转入太阴，使交通于阴阳会合之处，而阳能化，阴能流，收纳与化机决不停息。得白术引土气而金而水而木而火，实使五行之运化也。桂枝尖配茅术，化气燥脾，使阳行而阴随，生化可转。得白芍化阳为阴，肌腠中之寒热得解。

（三）桂枝法与桂枝汤的区别

桂枝法是一个体系，是治疗太阳寒水总体的。太阳的运气是太阳寒水，太阳在天为寒，在地为水，合起来就是太阳寒水。太阳寒水讲的就是一个地气上而为云和天气下而为雨的过程。水被太阳蒸动起来，越蒸越上，当达到一定的高度以后，就会遇到另外一个因素——寒。水被太阳蒸发为汽，遇到高处的寒，就又复凝结为水，当凝结的水越来越多，它就会重新降下来。所以整个太阳经的功用讲的就是使水上蒸和使水下降的过程，在这个上蒸和下降的过程中，太阳、寒、水这三个因素一环扣一环，一个也不能少，少了哪个，这个水都循环不起来，无论在地气上升为云，以及天气下降而为雨的过程中，哪一边发生了障碍，就会出现太阳病，一旦出现太阳病，那么太阳系统化水功能障碍，就会出现死水，也就是会出现无法循环起来的水，继而就会出现痰湿、蓄水、积水等情况。所以在太阳寒水这个大系统里，一切外邪内伤，都可以用桂枝法作为初始之法来介入，桂枝法是治疗太阳寒水这个总体的，所以才称之为"法"。

桂枝汤是《伤寒论》里的一个方，且被称为群方之首。是治疗太阳中风的，是治疗外感一种类型的一个方，外感汗出恶风，脉浮缓。伤风感冒不完全等于太阳寒水总体，它只是个局部，所以桂枝汤就是一个方。

　　（四）桂枝法的功用

　　要了解桂枝法的功用首先要了解桂枝的功能，桂枝的功用主要是拨，拨太阳，太阳经拨开了，人体阳气就能够发挥作用了。太阳经是阳气外出之门，《内经》曰"太阳为开"。太阳枢机发生病变以后，太阳为开的功用就出现障碍了，阳用就不能正常的发挥了。这种情况只能用桂枝去拨，把太阳为开的这个阳门拨开，阳气能正常地出来，这就叫拨太阳。人体的阳气储蓄于坎水中，就好比人体的能量库，桂枝把能量库的阀门一打开，"太阳为开"的功用就能正常发挥，阳气也就自然能出来为人体所用了。它可以祛外邪，温通四肢百骸，温煦五脏六腑，凡是阳气到不了的地方，就可用桂枝与相关的药物配合起来，把阳气输送到那里，这就是桂枝的作用，也是桂枝可以称之为"法"的原因。桂枝能外能内，能升能降，但其主要作用还是拨太阳。桂枝祛外邪亦好，温通经脉亦好，除留饮化积食亦好，通三焦利小便亦好，定喘降肝逆气亦好，都必须在桂枝拨动太阳的前提下，再配合其他药物才能发挥作用。如在《伤寒论》的小青龙汤，本来是桂枝、麻黄并用的，到了"至喘者"就去掉麻黄了，加了杏仁，而张仲景并没将桂枝去掉，因为这些药物必须依靠桂枝拨开太阳的阀门才能发挥更好的作用。太阳与少阴相表里，互为体用关系，凡是需要拨动少阴透达太阳这一系列的内伤杂病，都可以在桂枝法的框架内考虑解决，都可以用桂枝法。

（五）在什么情况下用桂枝法呢

1. 凡是太阳枢机病变，阳气不能正常的出，从而影响阳用的疾病都可以用桂枝法。

2. 凡是需要用桂枝作为"先聘通使"欲将阳气输送到人体出问题的地方，引到阳气到不了的地方，就可用桂枝法。

3. 凡是虚邪常年携带，无明显表症，而又不发烧的病人也应当用桂枝法。

桂枝法可以作为绝大多数病症的起手之法，因为桂枝法能解决太阳证携带问题。

（六）怎样确定使用桂枝法呢

最直接、最简便的方法就是切脉，最主要的是切左手的少阴肾脉和太阳膀胱脉，因为少阴为体，太阳为用，如两脉有紧象就可确定使用桂枝法，而桂枝法又是治太阳寒水的主法，所以太阳脉和少阴脉最有临床意义。其次肺脉亦很重要，在人体五行中，肺为华盖，肺居于最高的位置，而又主全身之皮毛，足太阳膀胱经为人身之樊篱，人体五行中的肺与太阳寒水的运气也是最为吻合，为什么在伤寒论整个太阳篇中肺家的疾病占去很大一成呢？原因就在这里。所以在考虑太阳证相关脉象时，不能只局限于膀胱脉，更应该注重右寸肺脉，判断人体是否有太阳病，判断人体是否有太阳证携带，往往要由右寸脉是否浮紧来一锤定音。切脉时必须注意到：如果少阴这个体已经不行了，也就是这个能量库里的阳气已经很弱了，少阴脉已经"脉微细"或者出现元阳外越的浮脉了，就不能再用桂枝去拨动阳气的阀门了，否则火苗上窜跑完，阳气拔根了，人也就完了，可考虑用先用四逆法，再用附桂法。

（七）为什么太阳病会出现脉浮和脉紧呢

脉浮是由于邪气侵犯人体肌表之后，人体的阳气就会出表抗邪，阳气一出，脉也就随着阳气而浮于外。同时由于人体的体表受邪之后，太阳开机就受到阻碍，阳气外出因此无法敷布肌表四肢。所以邪气犯表之后，人体在出现脉浮的同时，又会出现紧脉，因此太阳病的脉就应当是脉浮紧。

（八）在太阳寒水大循环里发生障碍时人体会出现哪些症状及解决方法

太阳寒水的大循环是将地气上升为云，和天气下降为雨的过程。如果是地气在上升为云的过程中卡住了，这时人体就会出现无汗，这个过程障碍了是太阳经证。要解除地气上升的障碍，去恢复太阳寒水上升为云的功用，就需要去蒸发，需要去发汗，在伤寒论里，经常用到的是麻桂二方，通过发汗就能使汗从皮毛而出，那这个上升的障碍就消除了。如果水到天上以后，又要云变为雨，这个过程是下降的过程，这个过程障碍就是太阳腑证，就会小便不利，就会消渴。在伤寒论里，经常用五苓散治疗太阳腑证，就是去解决下而为雨的循环障碍。体现在人体身上，就是用利小便的方法，通过利小便，去解决人体这个太阳寒水循环中下而为雨的问题。天上雨下不来，大地就会出现干旱，地为土，应在人体身上，脾主土，脾开窍于口，所以就会出现消渴、口舌干燥唇焦的症状。桂枝法就可解决太阳寒水循环障碍问题，而消除上述症状。

（九）桂枝法系列类型

扶阳医学的桂枝法系列可谓是博大精深，其立法遣药组方始终体现了《黄帝内经》"谨守病机"的思想，及《伤寒论》"观其脉证，知犯何逆，随证治之"临证之理念，所以其立法根基和辨治原则是与《黄帝内经》《伤寒论》一脉相承的。桂枝法是扶阳医学"气化理论"的具体运用，是扶阳医学"扶阳抑阴，用阳化阴"治病原则的高度体现，是"天人合一""天地同律"立法体系的具体实施。观其辨治是病解灵法，思其配伍则法解灵方，斟其剂量是蕴涵数理，度其剂型则悉有考究。下面具体介绍桂枝法系列诸类型：

1. 桂枝基础法类型之一

桂枝，贡术，楂肉，炙甘草，生姜。可酌加淫羊藿。

这是基础的第一个法，也可称为桂枝汤法。伤风有汗用贡术，与桂枝汤作用相同。

2. 桂枝基础法类型之二

桂枝，苍术，楂肉，生陈皮，炙甘草，生姜。

这是基础法的第二个法，伤寒无汗用苍术、陈皮，此法要求服药后胸背有黏汗即止，不能过汗伤阳。此法与麻黄汤作用相同，卢门称之为麻黄汤法。

3. 桂枝基础法类型之三

桂枝，贡术，小茴香，甘草，生姜。可酌加淫羊藿。

这是基础法的第三个法，用于中焦虚寒，肝脾郁滞不畅。方中小茴香，微辛微温，甘，疏肝理脾，开郁宣滞，疏肝之郁，宣肝脾之滞。

其中，小茴香与桂枝、生姜同用，宣心火而达脾宫，起肾阳而达木气，生机（肝木）化机（脾运）皆畅。小茴香与桂枝、白术（附子亦可）同用，温肾调脾，气化畅行，运化灵活，精微生升，宗气壮行。

如肝郁滞甚，引起脘腹痛，用小茴香配合公丁和吴茱萸。若单胃痛加官桂；若只局限于肝部痛，或肝有囊肿，只用小茴香与公丁就可以了，不一定非加吴茱萸不可。

4. 桂枝综合法（祛邪综合法）

桂枝，贡术，茯神，楂肉，法夏，石菖蒲，砂仁，炙甘草，生姜。可酌加广陈皮，炒麦芽，天麻，淫羊藿。

凡风寒外邪未净，尤肺脉浮紧均可使用。此法可以法中法，法变法。肝脉还有浮紧象，血压高者，可加天麻（天麻可祛外风，镇内风）；有头痛者可再加防风；无汗者去贡术，加苍术，广陈皮。易汗者加淫羊藿协调阴阳；饮食差，可加炒大麦芽，与楂肉相合，以化积谷顽食。

其中，贡术、砂仁、甘草等配合，脾胃皆畅，运化四达。石菖蒲、砂仁、法夏既能祛肺寒而升肺气，又能助肺肃降，以利生丽水而补肾。桂枝、贡术、茯神、砂仁、菖蒲助化气行水，通利三焦，又助安神。

淫羊藿，得金气火气最富，内通膜原之纤维，外通皮毛之微阳，由引阳入阴，启阴交阳之能。与桂枝、术同用，太阴太阳生之化之，源源不息。

5. 建中汤法：基础法加炒大麦芽

桂枝，生贡术，生楂肉（或南山楂），炒大麦芽，炙甘草，生姜。可酌加淫羊藿。

此法补脾胃之虚，建中宫助消化，使阳气上升，阴气下降，营卫调和，阴阳不偏，同时心悸、心烦可治。此法不用饴糖，因呕家、酒家不适应饴糖。该法适用范围广，凡胃家虚弱，完谷不化，用此法必效。如久病体虚者加黄芪，为黄芪建中法，恶风者效更佳。若阳虚者，可加附子，扶阳建中理中同行。

大麦芽，气平微甘，富生生之能，肝之本谷，疏肝理脾。与楂肉合用，化气滞，行血瘀，消肉食。与姜，术同用，助火土，使化机调达，生生不息。

6. 苓桂术甘汤法

桂枝，术，茯苓（茯神，朱茯神），生楂肉（或南山楂），炙甘草，生姜。酌情加淫羊藿。

此法作用化气行水。心下逆满，气上冲心，起则头眩，脉湿滞、紧者可服。湿重无汗者可用苍术；湿重、年老、体弱、易汗者，则用贡术。此法治血尿则加炮姜或生蒲黄，蓄尿加吴茱萸、石菖蒲，有燥气时加油厚朴。

法药解：茯苓（茯神），淡渗之品，平淡之性，利水，淋、蓄尿、蓄血均可医。因其入肺入脾，肺能通调，脾能转输，其功皆在利小便，小便利则水行气化（此法之关键）。水湿停留关节则痛，水湿不运化则烦满，宿食则中宫阻塞而津液不生，津液不生而口焦、舌干，以上诸疾皆小便不利所致，小便利则诸疾可愈。茯苓得桂枝、白术宣化膀胱，上快胃口，凡沤渎壅塞可行，内通而外运；得姜，上下清澈而脏腑调和。

7. 祛外风镇内风法

桂枝，白术，楂肉，天麻，炙甘草，淫羊藿，生姜。头痛者加防风。

法药解：凡脉浮、畏风，或脉浮紧，或左手脉沉取洪大，肝脉浮者，此为外风，或外风内风皆有之证。此法祛外风，镇内风，并可稳定血压，降血压则头昏可愈，凡太阳伤风证皆可用之。有头痛者可加防风。

天麻性温，有镇风之能。上达巅顶，下入水底（坎卦，肾），中达心孔，镇正阳（太阳证之邪），头痛皆医。合桂枝，开太阳之气，引一阳（坎中一阳）缘木上行，循心包通肺窍，而大气升举；合淫羊藿，扶正阳而杂邪乃祛；和姜同用，有安内攘外之效。

8. 祛痰洁重楼之法（重楼是指咽喉到气管这一段）

桂枝，茅术，楂肉，法夏，石菖蒲，茯神，炙甘草，生姜。酌情加淫羊藿。

法药解：石菖蒲生于水石之中，气味辛，微温微苦。通心窍，入水底而引微阳上升。石菖蒲得茯神，行浊水而升清。石菖蒲得法夏，疏重楼而行污浊，清浊可分，哮喘可定。法夏气辛味温而烈，法制后则气平（法夏、京半夏、姜半夏都是依法炮制），半夏有降逆之能，通冲之效，浓痰可消。法夏、桂枝、茅术同用，行水化气，祛痰。法夏得石菖蒲，疏肺络，清浊可分。法夏得茯神，气化乃宣。

9. 祛肺寒助肺气之法

桂枝，贡术，楂肉，石菖蒲，法夏，西砂仁，炙甘草，生姜。酌情加淫羊藿。

肺脉沉滞而紧，肺气弱，或咳或不咳，均应用之。

法药解：西砂仁，气味辛温而柔，理气化痰，化精输精，由上而下，由内而外，更能使精气合五脏。砂仁合贡术、姜同用，通五脏，而肺、肾、心、肝、脾，皆可与营卫协和。砂仁得桂枝，引太阳入太阴，通达于交汇处。砂仁得淫羊藿，可使阴阳携行，精气运化脏腑安和，而神气泰然。细砂壳可以开上、中、下三膈。

砂仁可分三种：砂仁粒、砂壳、带壳砂仁。

10. 祛寒去湿化燥法

桂枝，茅术，茯苓，法夏，石菖蒲，楂肉，油厚朴，炙甘草，生姜。

注意：因有燥气，此法不用淫羊藿，淫羊藿是在将外邪、燥邪去后，引太阳入太阴脾的。也不用砂仁，砂仁是纳五脏精气入肾的，影响去燥邪。此类病人感觉咽痛、口干，但看舌苔白腻或有润象。

法药解：化燥就是分清别浊。阳明的运气义为燥金，寒邪从太阳进入阳明，则可能出现太阳兼阳明证，此时用油厚朴。

法中桂枝、茅术、茯苓、炙甘草祛寒祛湿。凡喉痛、喉痒，咳，肺脉浮紧（寒）或浮劲（燥），寒湿化燥而导致的喉部干痛，可用此法。若喉痛系其他原因所致，据辨证，应另立法（比如由于阳不升引起喉痛，就用郑钦安四逆白通汤）。油厚朴气味苦温，降痰舒气，平逆定喘。与法夏、姜、甘草同用，分清别浊，化痰降逆，理脾涤饮（胃上有水，胀或者胃上感觉烧乎乎的），就要用厚朴。油厚朴合枳实，降冲逆而行痰水。

11. 祛寒湿化燥，治口腔溃疡、牙龈肿痛之法

桂枝，茅术，茯神，油厚朴，骨碎补，香白芷，楂肉，甘草，生姜。

法药解：桂枝、茅术、茯神、甘草祛寒湿，油厚朴化燥气，骨碎补（去毛）通牙床，香白芷化清中之浊。桂枝、苍术、骨碎补化太阳舒阳明，凡风寒积于阳明经络之中，以及伏热用此能解。骨碎补、生姜、甘草（也可加葱白）脾胃交合，外邪自已。

12. 祛污浊洁肠胃，助胃肠（宽肠）之法

桂枝，术，楂肉，炒麦芽，官桂，五灵脂，茯苓，炙甘草，生姜。

法药解：凡脉滞带紧，饮食不洁所致胃脯（肚）胀，隐痛，可用此法。此法去污浊，洁肠胃，助胃肠（帮助肠胃消化），宽肠胃（帮助肠胃蠕动）。

注：用五灵脂的时候，一般要用附片，只要轻取脉不紧，就可以用附片；脉紧，就不用。

五灵脂，味辛气平，分水土之滞，行胃郁之凝，所凝之水降而郁开，痛即止（此痛，皆因水湿过重）。五灵脂、桂枝、茯神同用，化气行水，利膈，通幽门，凡水在心胃之间者（如胸闷），依此行之导之。五灵脂、甘草、姜同用，心脾双调，火明而运化大行（相火助脾运化，君火助胃消化；此处火明指的是肾气，即相火；肾气起，相火明）。五灵脂、术（亦可加附片同用）同用，燥脾暖胃，使正气升，而阴翳可消，凡肠间之痛自已。官桂，宽肠胃，助胃肠蠕动，温肠胃，祛肠胃之寒。官桂加茯苓，利肠胃之水湿。官桂加五灵脂，洁肠胃之浊（不洁食物所致），使浊易降。

13. 舒肝醒脾法

桂枝，贡术，西砂仁，小茴，公丁香，炙甘草，生姜，淫羊藿。

法药解：此法用于肝脉沉滞或逆，脾胃脉滞或短紧，其症肝郁脾滞，宜疏肝醒脾。此法还可法变法：若肝区痛可加用吴茱萸，若痛剧扯背，再加玄胡索。

公丁香大辛大温，疏肝调脾，温肾暖肝（必须用附片才可以，只用桂枝起不到此作用），引术通肾（公丁与术配合才能达肾）。公丁与干姜（生姜）、炙甘草同用，调火（下）土（中）而至膈（上），使中膈得通。公丁与桂枝、高良姜同用，引火（心）救水（肾），使水火调济，而心腹痛脏难安之病可消。有心腹痛，舒肝法加用公丁香则可解决。

吴茱萸，气味辛温，调肝理脾，土木畅达，运化（脾）与调达（肝）之气皆富，为行郁化滞之妙品（吴萸的作用很大，脉滞、气滞、肝郁均可用），郁滞化行则水道通调，而邪湿可祛，病皆自已。吴萸与姜、桂同用，理心脾之郁，郁开痛止（若心窝痛、气上撞心，也可用吴萸）。吴萸与公丁（或藿香）同用，醒脾开胃舒肝，土木交攻，气化得宣，凡呕吐、腹胀均消，而饮食可进（加用藿香可降呕逆，用公丁同样可以降呕逆；呕吐严重，则公丁、吴萸、藿香三味药同用；轻度呕吐者，用公丁，吴萸即可）。吴萸与砂仁、贡术同用，纳气归脾，运化盛行，五脏六腑皆安。

玄胡索，气味温辛，破坚化积，通气化凝（如胃肿瘤等均可治）。玄胡索与公丁、吴萸同用，腹痛（包括心痛和胃痛）扯背能化，长年之久病可治。玄胡索与桂枝、高良姜、菖蒲同用，凡心腹急痛，痛而闭者（指痛的喘气急促），面青、手黑、足冷、声音不出者，皆可化之（玄胡、桂枝、良姜、菖蒲本身就是一个治急疼痛的立法，突发性疼痛均可使用）。

14. 引血归经法之一

桂枝，术，小茴，茯神，砂仁，生蒲黄，青皮，淫羊藿，炙甘草，生姜。可加用炮姜或吴萸。

法药解：此法用于妇女月经腹痛，脉虚滑象，带紧带滞。若痛经甚，可加吴萸；生蒲黄，炮姜酌证而用（有外邪时，用生蒲黄而不用炮姜；如内虚寒用炮姜，生蒲黄稍凉）。生蒲黄气味平淡，微香，清华之品，行污浊而清可升，污凝血消，而新血可生（即化瘀生新）。生蒲黄与炮姜同用，化浊为清。生蒲黄与桂枝、小茴同用，使阴阳刻刻相合，气血交流无间，气血均不妄行，都循轨道（血来得多、旺，必须把生蒲黄用上，这样才能阴阳相合，气血不妄行）。青皮疏肝气，行诸药至肝，肝郁可消，木畅而经血可调。青皮与小茴香相合，疏肝醒脾，土畅而木合（月经方加青皮，其目的使肝气畅通，经血就可以得到调制，调到正常状况）。

15. 引血归经法之二

桂枝，苍术，茯神，小茴，砂仁，青皮，炮姜（可加生蒲黄），炒杜仲，制续断，炙甘草，生姜（也可加陈艾、桑螵蛸）。

法药解：此法用于月经七八天不净，或前或后，且淋漓不尽。

杜仲味苦，气平，通薄膜，延经络，达腠理，通达神经妙品（神经性的疼痛，有时用杜仲），内连骨外连肉，引五液而润筋养骨。凡大筋弛（伸）长，小筋软（缩）短之病可治

（即所谓的爪脚爪手，腿伸不直，一般是误吃药所致，服用伸筋草、舒筋草等，就会大筋伸长，小筋缩短，这些都是乱用药引起的）。杜仲还可通带脉，使任督二脉相通。因为任督二脉都要通过子脏，带脉也有分支通子脏，所以杜仲可以调治月经。炒杜仲与续断、桑蛸同用：带下、早产、腰痛、腹痛、酸软之病可除。炒杜仲与续断、当归同用：疏经络，润木镇风，女子月信之病可医。炒杜仲与陈艾同用于女子散经（月经淋漓），气坠、崩漏、淋漓诸疾可医。

陈艾味苦微辛，通阴通阳，得阳药通于阳地，得阴药达于阴处，痛胀可疗。陈艾与生蒲黄、炮姜同用，主要是化滞。陈艾与桂枝、（附片）同用，则化阴为阳。陈艾与吴萸、公丁同用，解肝脾之郁，疼胀皆消。

16. 治污化浊治带病之法

桂枝，苍术，茯神，贼骨，小茴香，青皮，炙甘草，生姜，淫羊藿。西砂仁、益智仁、桑蛸、炒杜仲、白檀香皆可选用。

法药解：此法用于妇女各种自带症，或阴痒，或有气味异常。脉滞而微弱，沉取亦紧滞（湿滞）。脉紧时用砂仁，脉不紧可直接用益智仁。

桑蛸微辛微苦，多吃益精虫，滋壬水（水旺月事时下）。男子得之精富，女子得之无带，益精且生育不息（精，有精才能化气，也指女子卵子）。桑蛸与乌贼骨相合，滋肝润脾，使土木协合，周身气血畅通（乌贼骨重在调肝脾）。桑蛸与桂枝同用，则阴阳调合，祛邪，无凝滞之疾（带病就是凝滞，所以用桂枝先去掉邪气，阴阳才能协调）。桑蛸与杜仲、当归同用，使阴阳调和，气血无阻，引血通经而经络柔和。桑螵与淫羊藿（杭巴戟）同用，富氤氲之性，助生生之长。

白檀香香醇而气味平和，得火（即姜桂附）炎上之利最富，上通霄汉，下通阴冥（男女生殖系统），扫尽空中污秽。凡人身污浊流于三焦网膜，或皮肤，或肌肉，以此燃之拂之，神清气爽，魂魄安康。白檀香性用有三：一治白浊，即男女生殖系统疾病；二调肝气，用得较少；三治皮肤病，可以扫尽污浊，难治的皮肤病，都可以加用白檀香。白檀香与生姜同用，通神明（神经，心脏），洁脏腑。白檀香与桂枝（或附片）同用，水温、精化、气升。

17. 祛肌腠皮肤之燥、寒、湿，治湿疹、皮疹、皮痒之法

桂枝，苍术，茯神，蛇床子，地肤子，炒小茴，香白芷，花椒，生甘草，生姜。可加用陈艾，苍耳子。

法药解：此法治皮疹、白屑风、湿疹，皮肤上（特别是面部）生瘾疹、过敏，及周身发痒之病。病重者，或服数剂未愈者，可加陈艾，苍耳子。

蛇床子气平味辛，引血润燥，清肌腠中之燥湿，解皮肤之风痒。蛇床子与地肤子、花椒同用，调土木之郁，消皮肤肌腠中之浮燥，凡隐疹、瘙痒之症可清。蛇床子与白芷（当归）同用，清风润木，解燥化湿。蛇床子与防风（天麻）同用，引经络中之风湿，随皮肤微汗而解。

地肤子味苦微辛，化皮肤中之垢浊，清肌腠之凝瘀，开太阳阳明通达之路，凡风热瘙痒可洗可服。地肤子与蛇床子、白芷同用，清血洁肌腠，凡一切急痒之症可消。地肤子与桂枝（白芍）同用，清风宣气，气舒而风息，风息而血流，湿化阴消，痛痒皆解。

苍耳子气平微苦，理肌腠通皮毛，凡秽湿积留于肌腠皮肤之中，痒痛隐疹、浸淫疥癣等疮皆可治。苍耳子与白芷、蛇床子、地肤子并用，可服可洗，一切周身风痒，皮破出黄水，均可治愈。苍耳子与桂枝、茯苓同用，分清之秽，化脾中之氛，服之洗之皆可。

注：苍耳子不易多服，易令人呕吐或不适。皮肤之病大多为阳虚引起，此法用过之后可加附片扶阳护正。

18. 祛湿通经治痹之法

桂枝，苍术，茯苓（神），炒小茴，羌活（乌药）灵仙，松节，炙甘草，生姜，全葱。可加石楠藤，生杜仲。

法药解：此法为初始之法，凡风湿杂居之痹病，初始治疗可用桂枝法，而后再用附片、川乌等法才能治愈。根据病情，法中可加用生杜仲（腰痛、经络痛加用）、广台乌（治疗疼痛，或年老体弱不可用羌活者）、石楠藤（四肢疼痛时加入）、西砂仁或益智仁（脾脉湿滞时用，脉紧用砂仁，能上能下。脉不紧用益智仁，主纳下）。当里寒（沉取脉紧）而非太阳证外邪时，方可用此法。要辨别是否为太阳证，一要细问病情，二要考察膀胱脉是否紧，以及轻取右寸脉是否紧，从而加以辨别。若有外邪，必须先祛外邪，方能用此法，以免引邪入里，反而加重病情。

灵仙根（威灵仙根），以根为佳，微苦微辛，祛湿通痹，通行十二经络。灵仙根与桂枝相合，升太阳之气，从肝胆而归络，清经络之热而外出。灵仙根与白术、甘草合用，壮元阳启元阴，使阴阳协合，凡一切欲寒又热，欲热又寒，情似疟疾，此为元阴元阳不足之疾，以此合之。

石楠藤微辛微苦，引阳维阴维交于筋骨，动作灵活，弛长软短之疾可医。石楠藤与桂枝、杜仲同用，使气血交流，濡润经络，刚柔并用，又能协调带脉与任督相连，使身轻灵便。石楠藤与松节同用，骨节酸疼凝滞之症可解。石楠藤与桂枝、羌活同用，化风湿之凝滞，脉调而筋畅，使气血交流于肌腠之间。石楠藤与附片、姜同用，火伏而水温，精化而气行，五脏温暖，全身内外皆得其养。

19. 祛瘀活血之法

桂枝，贡术，茯神，炒小茴，砂仁，刺五甲皮，川芎，炙甘草，生姜，淫羊藿。可加附片。

法药解：此法用于祛瘀行血，对血管趋于硬化、血脂高、高血压、局部皮下血瘀可用。脉滞而劲，此法可加附片。

刺五甲皮，微寒微酸，有治风痹之能，祛寒凝之痛，有健步强身之效。刺五甲皮与术、草同用，土燥而肉丰，使运化流通全身（脾将宗气输送全身），四旁舒适，身轻而灵便。刺五甲皮与茯苓同用，去三焦网膜之积水，使堵塞空窍之瘀污由水道（膀胱、毛孔）而出。在桂枝综合法里，有时不用毛化红而用五甲皮，即是此意。刺五甲皮与姜、（附片）同用，引阳气循行于筋骨之间，血流畅通，内外协合。

川芎，味辛微苦而温，得金土之气最富，行气化郁（出肺），而肌腠皆开（平气喘），化源亦行矣。川芎与刺五甲皮合用，使血管柔和，脉劲可缓，血脂可降。

20. 抽爻换象法

桂枝，茅术，广陈皮，炙草，生姜。可酌加淫羊藿。

法药解：此法用于六气将复之际，寒气闭塞毛窍，使营卫协合之机被阻，为风寒伤及太阳、阳明之界限。借仲师桂枝汤之意，协助太阳拨转肌腠，使太阳阳明转输有路，而营卫得以协合，寒邪可解，六气可复。此际不宜攻伐，藉此协合营卫，引通气之来去，不必用桂枝全方，此为抽爻换象之法也。

21. 化气行水法

桂枝，茅术，茯神（或茯苓），枣仁，伏龙肝，炙甘草。

法药解：此法为孕妇用的法。用桂枝开太阳之气，使气化宣通。云苓通入水泉，使水精之气上升于离宫，离火得助，相火安位。用贡术奠安坤元，金木相合，克成乃济。借枣仁通心脾，生化有用，瘀消而正凝。伏龙肝（灶心土）、炙甘草，火土相合，上下相通，坤正而乾归位，气血自然畅旺，是调通三焦，气化乃行，四旁运转，中宫安位，于是子安而母建，为化气行水之大法也。茯神、枣仁同用，使心脾瘀消而正扶，火土相合。茯神、桂枝同用，使三焦气化通行，气血流畅，子母平安。

22. 引通道路先锋之法

桂枝，茅术，朱茯神，砂仁，生蒲黄，炙甘草，生姜，杜仲，秦归，葱白。

法药解：此法用于气血循环受阻，血症初期。其作用为使气血循环行畅通，顺柔血脉，防止出血。用朱茯神拨开膻中，打开意路，君乃得明，下乃得安。秦归润木清风，使风息而木静。桂枝拨开太阳。砂仁纳气易入，阴阳乃能合和。茅术温土燥湿，使桂枝、砂仁再助化源，浊阴易消，微阳易起。生蒲黄化瘀分浊。杜仲导经络，使精血容易导达，经络得其柔润。葱白通脉道，气血循行无阻。生姜拨通神明，下与相火相接，中宫得其温暖，生化循环无间。甘草奠安中土，使运化通达四旁，阴阳之往来即成轻车熟路，是为引通道路之先锋法也。朱茯神安心神，砂仁启微阳，生蒲黄化瘀分浊，炙草正中宫，生姜祛寒通神明。杜仲与砂仁相合柔经络，秦归补肝润木，葱白引通脉道。

（十）桂枝法的使用原则

1. 一条纲领：凡是真热、里热、温病、真正的阳明证，都绝不能使用姜附桂的法，当然亦包括桂枝法系列。

2. 三条禁用原则：

（1）阳虚极，且虚阳外越，肾脉突然浮起来，有脱阳之症，不要用桂枝法，只能用四逆汤，或白通汤来回阳、挽阳。

（2）癫狂病人、神经病人，忌用桂枝法。这些病人急性发作期过后，在平稳调理期，据脉证可用姜附桂法进行调理愈后。

（3）小孩麻疹忌用桂枝法。

3. 八条不可汗：

用桂枝法的麻黄汤法（桂枝，苍术，生楂肉，生陈皮，炙甘草，生姜）发汗，有的人用广皮也会发汗。

麻黄汤法有以下禁忌：

（1）脉浮当汗，但尺脉迟者不可汗。尺脉迟，是因为肾阳虚，精血已不足，所以不可汗。

（2）脉浮紧当汗，但身重、心悸者不可汗；如尺脉沉取微弱，不可发汗，以防亡阳，此时可用四逆白通汤。

（3）热病或燥邪伤津液的咽喉干燥者不可汗。

（4）血家不可汗，如鼻血、吐血、内脏有出血、妇女经期等。

（5）平时汗多者不可汗。

（6）疮家不可汗。

（7）淋家不可汗。

（8）衄家不可汗。

二、附子法系列

（一）概述

附子法系列亦是郑钦安—卢铸之对附子这味药及其与其他药物的配伍规律经过长期大量的研究、实践，历经几代人（郑钦安、卢铸之、卢永定、彭重善、卢崇汉）的摸索、总结和努力，逐步升华，而形成了以附子为君药的法的系列，它遵循了《易经》《内经》《伤寒》的辨证思维和理法，遵循了"天人合一"的道家养生思想，"人法地，地法天，天法道，道法自然"。老子曰："道生一，一生二，二生三，三生万物，万物负阴而抱阳，冲气以为和。"扶阳医学的立法治疗思想就是"无问其病，以极为归"，"极"就是道的层面上的"一"，扶阳医学指的就是"坎中一阳"。《内经》曰："谨守病机""勿失气宜。"内经《素问·至真要大论》曰："调气之方，必别阴阳，定其中外，各守其乡，内者内治，外者外治，微者调之，其次平之，盛者夺之，汗者下之，寒热温凉，衰之以属，随其攸利，谨道加法，万举万全，气血正平，长有天命。"《伤寒》曰："观其脉证，知犯何逆，随证治之。"扶阳医学的附子法系列是历经几代人的努力，在继承和发展经典的基础上，将附子这味药上升到立法的高度，使以附子为立法核心而愈疾的气化理论一览无余。此法是成熟完整的，经得起反复实践和验证的，而且是行之有效、疗效确切的一套附子法系列，更是病解灵法，法解灵方，法有章法，法无定法，法随症变，法定药随的附子法系列。附子法系列分三个类型：附桂法类型：适应于表里阳气皆虚而导致的病症。四逆法类型：适应于阳气不足、虚阳外越的病。附子法类型：适应于里阳不足，而导致的病症。

（二）附子与附片的功用

1. 附子，大辛大温大毒（三大者，已经大到了极限），至刚至烈（刚烈之性，无坚不摧，未有不能攻破之理也），且刚中有柔（刚柔之性，言其阴阳合一之性也，非人之所谓其功性专一也），能内能外（入腹之后，借助其升动之性，循行于人体脏腑经络，由里向体表之处发越也），能上能下（言其归经，入肾与膀胱，由肾之里到膀胱之表，再由表至里，言其循行为圆也）。大温坎水，助气化，通行十二经络，为药品中最大一个英雄也。以之治人，人健而身轻；以之治国，人和而国泰；以之治天下，而亿万年皆成盛世也。

本品得桂枝为先锋使，领阳循行，由（坎）内而中为外，使阳布满全身，能防患于未然。得姜草，使火土有用，阴阳得理，气血得调，健强脾胃，而脏腑而经络而肌膜而皮毛之气血，往来有衡，交流无阻，运用有方，身无病矣。得葱白，下入肾中之阳，上达肺阴，内行冲脉，使百脉通达，气血交流，而营卫得以协和，阴阳得以燮理，上安下泰，外清内和，全身自如矣。得细辛，为探源使，使之由内出外，通网油，达三焦，而孔窍自如循腠理而皮毛，阴出而阳回，邪祛而正扶，凡邪之所藏，无微不到，皆能侦之。得人参，一刚一柔，一阴一阳，引精中之气，由脏而腑而脉而血而气，更能助髓通脑，上资化源有用，而五官灵活，皮色荣润，实水火既济之功也。得白术，先后并举，使水土合德，土覆其水，使水制而不泛滥，而天下平矣。得砂仁，纳木火土皆归于水，使水中之阳随辛润之气缘木上行，仍返入舍，本末皆治矣。得葫芦巴，由肾水入泉底，启微阳转土而达两肾之间，出膀胱而达精窍尿窍之地，与命门相会，循督脉，达心肺之俞，至心窍，上重楼，而循咽嗌，随附子刚烈之性，降逆水逆气入胃袋，分化痰涎，气喘可平。得淫羊藿，引坤土之性，与水相合，入肾窍，环精室，启男女氤氲之性，上通天，中达地，水火互动，乾坤返本，脾肾交固，先后永定矣。与潼蒺藜合用，以形治形，助肾精归精室，而肾之内外充富，得大温大辛温熏之炼之，化精为气，气行于中，沤渎交通，达上焦归心归肺，华盖润泽，天君泰然，乾气下行，浮润万物。

乌头为附子之苗根，毒大，而清浊未分。

天雄得天地之气尚末充分，味嫩气软，可祛风除湿，壮少元之能。

侧子小于天雄，维有化痰破凝之效，而性太微，不足为用，仅偶用之。

2. 附片，大温肾水，使火盛而水沸，精化成气，气升于中，五脏得其营养。气升于上，大气最于华盖，化源可降，中下之物皆得润泽，清浊自然分化，气血自然交流。

大辛大温之品，使肾水沸腾，大气得以举行，上而成雾，与沤渎相阶，上下得以交通，阴阳得以互流。大温水泉，启发生机，使肾气归于胞室，气血得其温暖，是胎元易长之意。刚烈之性，鼓荡肾阳，与脾土相合，使水土温暖，气凝血滞可消。起少阴之微阳，与太阳交合，气机乃能运转，生化之机乃能畅通。使天地相接，表里相通。刚烈之性，养生长收藏之气，随日月运行，交纳于元阴元阳之中，使化源不息。温肾精而化气，大起真阳。大温之性，鼓荡肾阳，升于中上，意使雷出地中，希风雷交作，化阴霾。

大辛大温，鼓荡泉水，通行全身内外，意阴静而阳行，诚为处处皆春。大升坎阳，意在天清地泰，使气血流于百脉之中，百痛皆消。大助真阳，补益先后两天。大温中下，使水化气上升，使土运转有力。大温肾水，化精为气，使大气布满廊廊，阳气乃布，阴可得消。益火原，壮水主，使水火两相亲洽，大气乃能升举，二元乃可相合。

大温肾水，水暖而气行，气行而木畅，木乃生火之源，所生之胆火，即肾中之真阳所化，寄居于命门，古人名曰相火，相火即真火也。所生之心火为离中之假火，即君火为凡火，真火居下，熏蒸于上。大温坎水，使水化气上行，而交于华盖，雾露得降，元气可复。

（三）附子法系列第一类型：附桂法

此法适用于表里阳气皆虚而导致的病症：（1）外邪侵入机体而无力抗邪，以致外邪常带；（2）里阳不足，虚寒内生，以致运化功能减弱，如出现怕冷、怕风、易疲劳、痰饮水湿蓄积、免疫功能下降、纳呆、便溏、水肿、舌淡红、苔薄白、脉细弱短紧或左尺沉弱紧短滞等。

桂枝在此法中作为先锋聘使，引领阳气到身体需要阳气的地方，帮助身体驱除外邪和加强脏腑的修复。

附子大辛大温大毒，至刚到烈，能内能外，能上能下，通行十二经络，通达脏腑。其主要作用为大温坎阳肾水，启发生机，化精生气，鼓荡坎阳，使大气上升，由下而上，由里及表，再由表至里，使大气布满廓廓，阳气乃布，阴凝得消。大气最于华盖，化源可降，可使中下之物皆得润泽，清浊自然分化，气血交流自然。

1. 附桂法的基本类型

附子，桂枝，术，炙甘草，生姜。可酌加淫羊藿。

这个法可随症加味，如加楂肉、炒小茴香、淫羊藿等。

法药解：附子大温肾水，大助真阳，启发生机。得桂枝为先锋通使，领阳出行，由内而中而外，使阳气布满全身（阳运四布），提高机体气化功能增强免疫力，防患于未然，有道是"正气存内，邪不可干"。附子得白术，使先后天并茂，水土合德，土覆其水，使水制而泛滥不生，而天下太平矣。附子得姜草，使火土有用，阴阳得理，气血得调，强健脾胃，而脏腑而经络而肌腠而皮毛，使气血往来有衡、交流无阻。运用有方，身无病矣。附子得淫羊藿，引坤土之性与水相合，入肾窍，环精室，启男女氤氲之性，上通天中达地，水火互助，乾坤反本，脾胃交固，先后永定矣。

2. 扶正祛邪法

附子 60~90g，桂枝 30~35g，苍术（或白术）15~20g，生楂肉 20~25g，炙甘草 15~20g，生姜 60~90g，淫羊藿 20~25g。

法药解：此法用于风寒外邪未尽、或脉沉取浮紧，对于年老体弱，或阳气虚弱的人，必须扶阳祛邪，此时不能单纯用桂枝法。附子的分量，阳愈弱，体愈弱，年愈老的，用量就愈大，需依据辨证，明确用量。有外邪，膀胱脉紧就加楂肉。

3. 扶阳行水法

附子，桂枝，术，茯苓（神），生姜，淫羊藿。

法药解：此法升阳化气利小便，运化全身和脾胃的水湿。适用于脾肾阳气不足，小便不利，水湿内停等症。附子得茯苓、桂枝、白术，宣化膀胱，脾运有力，水湿得行，上快胃口，凡沤渎壅塞可行，内通而外运，行浊水而升清。如小便不利，酌加菟丝子、海金沙。如气机升降不畅，加西砂仁。西砂仁和淫羊藿同用，可以助阳化阴，引阳入阴，使阴阳平衡。

4. 扶阳助脾胃法（建中、理中）

附子，桂枝，贡术，生楂肉 20～25g，炒大麦芽 20～25g，西砂仁，安桂 20～30g，炙甘草，淫羊藿，生姜。

法药解：此法功效主要是扶中阳，适用于脾胃虚寒，中焦阳气不足。临床表现为胃气弱，纳呆，消化能力差；脾气弱，运化力差，腹胀满，食不下，或便秘，或易腹泻，附子与桂枝、贡术、生楂肉、炒大麦芽同用可增加胃纳及消化力。附子与桂枝、贡术、西砂仁、安桂同用可温脾、醒脾、热血温肠，而增强脾的运化功能。

变法 1，可加老叩，加强胃气，增加食欲，扩胃囊。

变法 2，可加法夏，助降浊升清，化痰湿，脘腹胀可减轻。

变法 3，可加公丁香，温肾暖肝，肝脉紧时用，肝气畅，可助脾之运化。

变法4，可加补骨脂，以加强温肾暖脾，健脾止泻，脾虚易泻可止。

变法5，可加高良姜，以温中止痛，虚寒疼痛可止。

5. 扶正清金洁肺法

附子，桂枝，贡术，茯神，法夏，石菖蒲，西砂仁，炙甘草，生姜或生姜汁。可酌加淫羊藿。

法药解：此法功效扶助正气，以阳化肺中之阴邪，洁十二重楼。适用于肺气虚寒型的咳嗽、喉痒、支气管炎、肺气肿、肺心病等。

法夏、石菖蒲、砂仁同用是祛肺寒的，再加上附子、桂枝大大增强了祛肺寒的力量。法夏、茯苓、石菖蒲同用，是祛痰洁十二重楼的，再加上附子、桂枝、白术更加增强了它们的作用。

变法1，痰腻可加制南星15~20g。

变法2，痰在肺的深部，可加马兜铃15~20g。

变法3，燥咳，法夏改用浙贝母15~20g，并与油厚朴15~20g同用。

变法4，肺络阻滞或者咯血，加用生广紫菀15~20g。

变法5，寒凝于肺，加用白芥子10g，少用麻黄和细辛。

附注：

（1）燥咳的识别：痰少且黄，脉带劲或强，有燥气。

（2）肺络阻滞：咳嗽困难，或干咳，或带有胸痛，或咳有咯血。

（3）寒凝于肺，是指伤寒太重，没有及时宣散或误治，把寒邪凝在肺里了。

6. 扶正行气血法

附子，桂枝，贡术，茯神，炒小茴香，西砂仁，刺五甲皮，炙甘草，淫羊藿，生姜。

法药解：此法主要是温养正气，助气行血。适用于正气虚弱，气行不畅，脉或劲，或气滞，或沉取洪大，而肾脉沉弱者。如对心血管疾病、高血脂、脑血管硬化、脑瘀血、脉管炎、心前区痛，用此法可缓之、治之。

附子与桂枝、刺五甲皮同用，引阳气通行于筋骨之间，气血流行于筋骨之内，阳行而阴化，筋柔而骨坚，血脉畅行。

变法1，血管硬化，刺五甲皮与川芎同用，行血，并扩张血管、软化血管。

变法2，脑瘀血、脉管炎，五甲皮、川芎、元胡同用，脑有瘀血加天麻。

变法3，高血脂、高血压，五甲皮、川芎、天麻、元胡同用，可以再加生楂肉，方中的贡术（主要）、炒小茴、西砂仁就可以降血脂、血压。

变法4，加柏子仁可安神、安眠，头昏可愈。

7. 扶正气、以气统血法

附子，桂枝，贡术，茯神，西砂仁，黄芪 20～35g，炙甘草，淫羊藿，生姜汁（用生姜 60～90g 取汁）。据病变部位可加广紫菀，茜草根，生蒲黄，炮姜，油厚朴，菟丝子，海金沙，覆盆子。

法药解：此法功效为益气统血，使气血循环自然，血则不外溢。适用于阳气不足，失于固摄，血益脉外。临床出现吐血、咯血、鼻血、便血，均为阳不能制阴，气不能摄血、统血，血行无所归处，护正统血是血症之正法也。血证非止血而治，应据症变法：

变法1，上血（鼻血、咯血、吐血）加用生广紫菀15～25g，或广茜根15～20g，生蒲黄15～20g，咯血一般就用广茜根，吐血多了，就用生蒲黄，属于肺上的，就要用广紫菀，鼻流血加白辛夷10g，脉劲强有燥气加油厚朴。

变法2，下血（便血，尿血、非月经出血）加用炮姜15～20g，生蒲黄15～20g。尿血的可加菟丝子20g，海金沙20g或覆盆子20g。

附注：血症初方须先用此法，引通气化的道路，气化通了，血症才能治。如属热迫血溢的不适宜。

8. 护正调经法（妇女）

附子，桂枝，贡术，茯神，炒小茴，西砂仁或益智仁，青皮，炮姜（无外邪用）或生蒲黄（有外邪用），淫羊藿，炙甘草，炒杜仲（经期淋漓不断时用），川断（经期时断时续时用）。

法药解：此法功效为温肾健脾疏肝，温阳益气统血。适用于妇女月经或者腹痛，或腰酸，或不准时，或经期较长。

附子、桂枝与贡术、炮姜、蒲黄、炒杜仲、川断同用，以加强补肾健脾统血的功效。

变法1，经痛加吴萸。

变法2，经量大或经散淋漓时长，加制升麻，益气升提，增加以气统血之力。

变法3，月经淋漓不畅，加炒杜仲、陈艾、制续断，加强带脉和任督二脉的功能。

变法 4，经闭，加秦归、川芎，活血行血，除肝郁，一般经闭都肝郁。

这些变法都必须精确切脉辨证为准，方可有效。

9. 护正洁子脏法

附子，桂枝、术，茯神，西砂仁或益智仁，炒小茴，青皮，海螵蛸，炙甘草，淫羊藿，生姜。

法药解：此法功效为温肾健脾，疏肝止带。适用于妇女各种带下症，同时可伴有附件炎、附件囊肿、子宫肌瘤、小腹两侧痛胀等。皆因正气弱，气虚气郁，浊阴不行而致，都应维护正气，护阳为重，气行浊消，正气盛，诸症可愈，肿瘤亦可消。

附子与桂枝、术、茯神、砂仁、海螵蛸同用，温肾健脾止带。

变法 1，白带有异味，加用白檀香。

变法 2，带期阴痒，加用蛇床子、地肤子、花椒。

变法 3，少腹或两侧痛，加用吴萸，或者元胡、制香附（痛甚或气胀时加元胡和制香附）。

变法 4，囊肿，肿瘤酌情加元胡、炒杜仲、吴萸、广郁金、红花，可选择用。

变法 5，白崩，白带带红，带杂物（如豆腐渣状），加用白檀香、安桂、炮姜、桑蛸，可辨证选用。

变法 6，求子者，除了解决带症外，还要加用桑蛸、益智仁、淫羊藿和菟丝子，要同时加用才能生精化气，生生不息。

10. 护正治痹法之一

制附子，茅术，茯神，桂枝 35 ~ 50g，小茴香，松节，刺五甲皮，灵仙根 35 ~ 45g，炙甘草，生姜，全葱 3 ~ 5 根。

法药解：此法的主要功效：温阳建脾，温经通络，解表祛湿，适应于风寒湿三者杂聚于体内而成痹病者。痹病都是因为正气弱，阳气衰，正不胜邪所致。痹病或在筋或在骨，或在上（如肩周炎、背脊痛等），或在下（如腰腿痛），各有不同，均以此法作为初始之治法。

附子、茅术、茯神、炙甘草温阳建脾，燥土利湿。小茴香暖肝调脾。桂枝、松节、刺五甲皮、灵仙根：温经通络，散寒祛湿，通痹止痛。生姜、全葱通神明，温肌腠，畅内达外，阴阳交流无间。

变法 1，病在四肢，加用石楠藤 30 ~ 45g。

变法 2，四肢筋脉关节屈伸不利者，加石楠藤、生杜仲。

变法 3，湿重者可加用羌活、秦艽根，但体质弱者，改羌活为广台乌；疼痛甚者，也加广台乌，或者再加元胡。

11. 护正治痹法二

附片，川乌，桂枝 40 ~ 50g，茅术，茯神，大独活或羌活（只用一味），灵仙根 30 ~ 45g，石楠藤 35 ~ 45g，秦艽根 35 ~ 45g，松节，炙甘草，淫羊藿，生姜，全葱 3 ~ 7 根。

法药解：此法主要适应于痹病重症，如久病、病深、病重者。川乌与附片等量，一般用 60 ~ 75g。此法为二君：附子和川乌为一个君，桂枝为一君，均起统帅作用。附子与川乌、桂枝同用，加大温阳散寒止痛的效果。秦艽根祛风除湿，疏筋活络。

变法1，经络筋脉屈伸不利或者需要引通任督带脉者，加生杜仲。

变法2，疼痛甚者，加广台乌，元胡，应在人基本恢复、痹邪基本外出的时候用。

附注：

（1）在治痹病过程中，很可能因为用药而加重疼痛，这是因为驱除痹邪外出的时侯，正邪相搏需要一个过程。比如有些人开始能走路，服药后反而不能走路了，这时医者要镇静，不要急于去镇痛，一镇痛邪气又回去了。痹邪在筋络、骨节相搏外出的时侯，会更痛，这也恰恰是痹病将彻底治愈的证候，此时的脉像也逐渐会有缓像。所以在用广台乌和玄胡索时，要区别是何种疼痛，用得不当，痹病就绵延难治。

（2）益智仁和西砂仁，这两味药都是用来助阳的，使阳气易升。若脉不紧就用益智仁，益智仁可以入肾；若脉稍有紧象最好用西砂仁，若用益智仁反而把寒引到肾。

（3）经络不通，加用公丁香、生杜仲。生杜仲在这里通经络，还有暖肾的作用，肝脉有紧象时，就说明经络不通，需要加公丁。

（4）血流不畅时，加刺五甲皮、川芎，血流不畅的脉象为滞，有的脉象带劲。

12. 温化引通之法——当归四逆综合法

制附子，桂枝，当归，苍术，松节，淫羊藿，法夏，炙甘草，生姜。亦可加木瓜、刺五甲皮、杜仲、细辛、韭菜等。

法药解：此法的功效是温阳散寒、活血通脉，适于四逆基础上的当归四逆汤证，因阳气不足，血虚血寒血流瘀阻，造成阴阳不协、荣卫不和而出现四肢厥寒冷痛及下腹腔脏器的疾病，如雷诺氏病、冻疮、坏疽、手足溃烂、全身掣痛、四肢关节痛、坐骨神经痛、下肢骨痛，经痛、阳痿、睾丸痛、子宫肌瘤、痔疮、乳腺炎、慢性盆腔炎、不孕症等。

制附子、炙甘草、生姜为四逆汤，温阳散寒，回阳救逆。将能量输送出去，以解四肢逆冷，起到温化的作用。桂枝、当归、松节、苍术、法夏、淫羊藿、炙甘草相当于当归四逆汤的架构，温经活血，疏通经脉，协调营卫。将阳气能量从气分转输到血分，来温通血脉、疏通关节、协调荣卫，以解决血脉拘急、四肢厥寒，起到引通的作用，其中法夏有降胃降心火通肾的作用。油松节本身就是一个自然界的感应器，自动调节阴阳，而保持柏树四季常青。作用于人体具有通百节，行滞机，导经络，护骨节，调阴阳，引阳出阴，引阴归阳。与当归合用，润经络，联骨节，通百脉，而弛长软短之病皆可医。

变法1，寒湿重者加刺五甲皮。

变法2，腰腹痛带脉有病全身筋脉不灵便者加杜仲、木瓜等。

变法3，久寒沉寒少腹痛加吴茱萸。

变法4，咽痛、中焦阻滞、上下交通不利者加韭菜同法夏、松节合用。

变法5，全身疼痛、身痛如掣或少阴寒重引起暴聋暴哑加细辛、灵仙。

13. 护阳治外伤法

制附子，茅术，桂枝，茯神，松节，小茴，刺五甲皮，炙甘草，生姜，全葱。

法药解：此法主要功效温阳建脾，疏通筋脉。适应于肢体扭伤，伤后疼痛，运动受阻。扭伤之症，有伤经络，有伤肌肉，均应在护阳的前提下进行治疗，使正气不亏。服药期间，可用药渣热敷伤处，使气行血畅，外伤后，就有了阴邪，热敷可使阴邪易除，病易好。

制附子、桂枝、松节、刺五甲皮：温阳扶正通脉，祛湿通络疏筋。

变法1，年龄大体弱有疼痛者，可加广台乌。广台乌就起到羌活的作用，可以代替羌活。

变法2，年轻身强者用羌活效更佳，或可用独活，羌活、独活只取一味，起缓解疼痛的作用。

变法3，若是四肢扭伤，则加石楠藤，石楠藤才能把药力引到四肢。

变法4，扭伤后不灵便的，即经络有问题，要加杜仲。

变法5，伤后有缓解，或容易汗者，加淫羊藿，使阴阳协调（也就是说，外伤治疗之初不用淫羊藿，以后根据情况用）。

（四）附子法系列第二类型：四逆法

四逆法不是单纯的指四逆汤（附子、干姜、甘草）这样的一个方子，而是以四逆汤为基础的一个系列。四逆法为纳下之法、归根之法、推极之法、温脾之法，主要适应于肾阳虚弱，或肾脉沉弱甚，或左尺脉有浮空，阳气不归根，阳要脱，或虚阳已外越，或病人四肢厥逆，恶寒蜷卧，腹痛下利，但欲寐，或病人沉睡，或无神不语，或里寒外热阴盛格阳证等。这个类型包括八个法，所以称之为四逆法。

1. 四逆汤法

制附子60～90g，炙甘草15～20g，生姜60～90g（或用干姜，量减半）。

法药解：此法主要功效就是回阳救逆、纳下归根。适应于病人阳气衰微，四肢厥逆，恶寒，腹痛下利，神衰欲寐，舌苔白滑，脉微，尤左尺肾脉沉弱或浮空。

附子大辛大热大毒，至刚至烈，大温肾阳，通行十二经，通达内外，温阳逐寒，并纳回浮阳。生（干）姜：通神明，散寒邪，温中土，开辟群阴，以利阳气上下畅达，迎阳归舍。炙甘草奠定中土，以利伏火。

附：里寒重者可加用干姜30g。如兼有外邪者，就用生姜60～90g。

2. 四逆白通汤法

制附子60～90g，炙甘草15～20g，生姜60～90g，葱白3～5根。

法药解：此法主要功效通阳破阴，回阳归根。适应于脉沉取洪大或结或劲，但肾脉弱甚，其人或沉睡，或无神不语；亦可用于内有虚阳欲越，外有寒邪闭阻；亦可用于神经衰弱，长年脑力不够用者，可长服。

葱白辛温通阳，宣通内外，通上达下，既助生姜散寒邪，又助附子回阳归根。

3. 四逆汤加西砂仁

附子60～90g，炙甘草15～20g，生姜60～90g，西砂仁15～20g。

法药解：此法主要功效为启阳化阴，阴润便畅。适用于阳虚阴结，大便长期秘结，为羊屎疙瘩，便秘难解，此为阴结于下，阳不胜阴。

西砂仁开上中下三膈，此为开下膈。

4. 四逆汤加吴萸：适应于肾阳虚弱兼厥阴头痛、久寒少腹痛、吐利者。

5. 四逆汤加人参：适应于肾阳虚弱兼气阴虚、汗出者。

6. 四逆汤加肉桂：适应于肾阳虚弱兼虚阳浮越者。

7. 四逆汤加童便：适应于肾阳虚弱兼阴盛格阳于外者。

8. 通脉白通汤：可用四逆白通汤法替代。

（五）附子法系列第三类型：附子法

1. 附子法基本法

制附子 60～120g，术［贡术、苍术、茅术、莪术（化包块用莪术）］15～20g，炙甘草 15～20g，淫羊藿 20～35g，姜（生姜、煨姜、干姜、芍姜）15～120g（若用干姜或芍姜，分量酌情减少四分之一到三分之一）。

此法适应于因脾肾阳虚而引发的一切病症。

2. 扶正益脾法（附子理中法）

附子 60～75g，贡术 15g，安桂 20～25g，补骨脂 20g，西砂仁 15g，炙甘草 15g，淫羊藿 20g，生姜 60～75g。

此法借"伤寒论"中的附子理中汤之意而立法。附子理中汤为：人参，白术，炙甘草，炮姜，附子。附子理中法（护正益脾法）同于《伤寒论》之名称，如果用干姜，则加用人参，但扶阳理法用的是潞党参。此法均可酌情加安桂、固脂、公丁，肝脉紧的时候加公丁。

脾阳不振，运化失常，胃腹胀，大便失常，必须用此法。

治脾、益脾必须护正扶阳，正气亏损即伤了脾阳，扶脾阳必须温护肾阳、扶正气，正气运行正常，才能助益脾阳，脾的运化才能正常，这是此法的医理。据症变法：

变法1，阳弱者：加杭巴戟、菟丝子、益智仁，与法中之淫羊藿、上安桂配合，以生精，助肾阳。

变法2，肝阳不畅，肝脉紧者：加公丁，既温肾又暖肝，调理脾胃。肾气温升，肝气就疏畅，肾气就可以缘木而上，心肾相交，脾阳得助。

变法3，胃气弱不得食者：加老叩（即豆蔻），助胃气，胃气好则有力于脾的运化。

3. 扶阳降逆法

附子，贡术，西砂仁带壳（或西砂壳），吴萸（或南藿香），法夏，炙甘草，淫羊藿，生姜。

此法升肾中之微阳，化中（脾）下（肾、肝）之阴，法中西砂仁化中下之阴，砂壳开上（肺）中（脾、胃）下（肝、肾）三膈，阳升隔开，呕逆可降可治。欲吐、气嗝、反胃之疾可治，肝肠腹之气运不畅可解。据症变法：

变法1，肾脉沉弱，肝脉沉紧者：加安桂、公丁。

变法2，胃神经官能症（痛起来就呕吐），加公丁、良姜、官桂或安桂，痛甚加玄胡索。

变法3，美尼尔氏综合征，加茯神、石菖蒲，呕吐、眩晕可止。

变法4，病轻者，可将吴萸改用南藿香。待初步治疗有效果了，根据具体情况再立他法。

4. 扶阳安神法

附片，术（苍、贡），朱茯神，柏子仁，西砂仁，黄芪，炙甘草，淫羊藿，生姜，伏龙肝 45～50g。

此法启肾阳助心肾相交，护正气，安定心神，血压可平，睡眠可安。据症变法：

变法1，此法可加伏龙肝、葱白3根同用效更佳。

变法2，肾脉沉弱者，可加上安桂。

变法3，肝气不畅者，加小茴、公丁。

变法4，心动过速、不缓者，可加熟枣仁。

变法5，不同症状可加不同的药，最终目的都是扶助正气，安定心神，使血压平稳。

5. 护阳理肝法

附片，术，小茴，西砂仁，公丁，青皮，炙甘草，淫羊藿，生姜。

此法护肾阳固正气，护肝之阳，理肝之气，肝气畅则肝病可愈，如肝肿大、脂肪肝、肝硬化、肝炎以及胆的疾病，皆可用此法。

变法1，肝区痛，加吴茱萸。痛甚掣背，则元胡、吴茱萸同用。

变法2，湿重，睡眠不佳，加朱茯神（湿重者脉湿滞不畅）。

变法3，气冲逆、气窜、转气，加法夏、官桂、吴萸。

变法4，肝硬化、肝肿大、脂肪肝，以及肝脏有实质性的病变，可选用元胡 15～20g，广郁金 15～20g，制香附 25～35g，吴萸 15g，红花 15～20g，山甲珠 15g（一定要用炮制过的，用生的可能导致穿透出血）。

6. 扶阳固肾法

附子 60 ～ 120g，贡术，上安桂，葫芦巴，杭巴戟，炙甘草，淫羊藿，生姜或者筠姜，益智仁或西砂仁。

法药解：此法为正气亏损、肾之真阳有损而立，以维护正气、护肾阳为主。可治疗夜尿多、遗精、精液不正常、尿急、尿频、尿痛，以及肾盂肾炎等症。此法只用生姜或筠姜，不用干姜。据症变法：

变法 1，肾精不足或妇女卵子不正常者，可加用生黄精、桑螵。

变法 2，尿急、尿频，夜尿多者，可加菟丝子、益智仁、覆盆子。

变法 3，遗精、阳痿，则用益智仁、菟丝子。

变法 4，肾阳升降不利，头晕，疲劳困乏，则益智仁和西砂仁同用，使肾阳能升能降。

变法 5，正气亏损、肾气弱而求子者，应多服此法，多用桑螵、生杜仲、炒杜仲、生黄精、淫羊藿、菟丝子，这些药都是填精的，也是增强卵子活动的，并可增强任督带脉，增强肾气，即能生生不息。

附注：病好之后，此法也可以制成粉剂，长期服用，附子用量可以再加大一些，且用筠姜。

7. 扶正强身法

制附片 90 ～ 120g，贡术 20 ～ 30g，黄芪 30 ～ 50g，秦归首 30 ～ 50g，安桂 30 ～ 50g，益智仁 25 ～ 30g，潞党参 35 ～ 40g，固脂 20 ～ 30g，杭巴戟 25 ～ 45g，淫羊藿 15 ～ 30g，炙甘草 10 ～

15g，煨姜 60～100g（或筠姜 30g）。

法药解：此法适于太和之气严重亏损，体弱多病，或者重病，或者手术体虚者，此类人群皆以扶正气益肾阳为主，调养气血，而达到强身健体之效，并且能达到延年益寿的目的。据证变法：

变法 1，肾阳太弱者：加葫芦巴、木蝴蝶、三七。

变法 2，老人大便不畅者：加肉苁蓉，助阳润肠。

变法 3，饮食差，胃脉紧的，加白胡椒。

变法 4，脾胃消化运化不好的，加老叩、高良姜。

变法 5，需要交合阴阳的，重加生黄精 40～50g，肉苁蓉 40～50g，杜仲 15～20g，与法中之淫羊藿、巴戟天配合，能腰健、骨坚、筋强而身轻。

8. 护正调气血法

制附片 90～120g，贡术 20～30g，秦归首 40～60g，黄芪 40～60g，潞党参 40～50g，上安桂 25～35g，木蝴蝶 35～45g，淫羊藿 15～25g，益智仁 15～25g，煨姜 90～120g，韭菜 10 根可酌用起阳子，东阿胶。

法药解：此法适用于妇女月经后、产后，气血有损，调补气血。必须强调，用此法须无外邪，邪未尽禁用，防止邪闭于内而病变。据症变法：

变法 1，重在调补肾气，扶阳气时，加用菟丝子、杭巴戟、生黄精、起阳子，还可加炙甘草、炒益智仁。

变法 2，重在补血时，加用生黄精、肉苁蓉、韭菜，必要时加东阿阿胶，黄芪倍秦归。

变法 3，若脾胃差，可加用白胡椒、固脂、生益智。

变法4，子脏有囊肿、肌瘤，加用三七、红花。

变法5，若求子嗣不用三七、红花，可重用生黄精。

9. 扶正益寿法

制附子，黄芪，秦归首，生黄精，肉苁蓉，潞党参，上安桂，益智仁，三七，木蝴蝶，补骨脂，葫芦巴，杭巴戟，淫羊藿，核桃仁，药黑豆，鹿衔草，山茱萸，生姜，羊肉（用量可因人而宜）。

法药解：此法扶阳护正、补肾强精、益气补血、强身健体、延年益寿，适合40岁以上的人服用，但年轻阳虚体弱者亦可服。在每年的冬至、夏至阴阳二气交换之际，前后10天，共20天，皆可服用此方，年老体弱者可连服20天。

变法：

变法1，年龄大、肾虚甚者可加鹿筋、鹿茸、鹿肾。

变法2，中风患者可加大海马。

此法通过填精补髓、调补阴阳、大补气血将身体强壮，以顺应自然界的阴阳气化交替，使天人合一，与自然界气化同步，而达到养生之目的。这正体现了扶阳医学是遵循了"天人合一"这一自然养生规律的，合乎于道，所以说扶阳医学是促使人体阳气与自然界阳气气化同步的医学，是促使"天人合一"的医学。这亦是中医的最高境界，未病先防。

三、非附桂法

（一）概述

非附桂法在临床应用比较少，但在扶阳医学的立法体系中亦是很重要的一部分，是二大正法的补充和辅助，亦必须遵循诊断、辨证、立法、遣药、出方五个进程来实施，还是遵循了"法有章法，法无定法，法可变法，法中有法"这样总的指导思想立法，所立之法不是死法，不是死方，更不是时方成方，须随时辨证出药。非附桂法系列和附子法桂枝法两系列是紧密相连的，是扶阳医学立法体系之一。虽然在实践中运用只有4%～5%，但是如果没有非附桂法系列，就不能构成完整的扶阳医学立法体系，所以这个系列法的使用是和桂枝法、附子法结合起来的。非附桂法系列除了滋阴法外与附子法桂枝法两系列一样，不用滋阴寒凉克伐药，仍然要用甘温平性药，相比之下，非附桂法用平性药较多，有时临床也需要使用寒凉性的药，但要经过严谨选择，比如大黄用于痢疾。

（二）一般在什么情况下立非附桂法呢

1. 病人暂时不能使用附子法、桂枝法、附桂法时，就需要根据病情使用不同的非附桂法，如朱茯神法、藿香法、紫菀法、砂仁法、滋阴法等，为用桂枝法和附子法创造条件。

2. 有些特殊疾病不能使用姜桂附，则需要非附桂法系列中的特殊法来施治，如小孩麻疹、斑疹、痱子、疱疹、缠腰丹、红眼病、疫症等病的专用法。

3. 有些病介于真热与假热之间，不能当即确定能否用姜桂附及其他扶阳药物，此时就用非附桂法，比如退烧专用法。

4. 阴虚脏燥等病。

（三）非附桂法类型

非附桂法包括：朱茯神法（它是非附桂法第一大法）、藿香法、广紫菀法、砂仁法、淫羊藿法、当归法、制升麻法、明天麻法、黄芪法、滋阴法系列，还有特殊病的法如退烧法、缠腰丹法、红眼病法、斑疹法、麻疹法等。

1. 朱茯神法

（1）朱茯神法的立法意义：朱茯神法和四逆法都可称为右降之法，但朱茯神法是权宜之法，四逆法才是归根之法。在暂时不能使用桂枝法、附桂法和附子法的时候，根据临床实际情况可能首先用朱茯神法作为切入点，尤其是在心肾不交、坎离未济、心火不降的情况时，首先考虑使用朱茯神法，因为朱茯神法是在后天八卦的离卦立极的。只有离中阴下降，才能引离火下降，而交于坤土，实现火土合德，进而有利于坎离既济，朱茯神法的功用就在于此。

（2）朱茯神法的基本结构：朱茯神，术，砂仁，草，姜。酌加淫羊藿。

（3）朱茯神法的功用：主要是着眼于离火的降，也就是通过引离中之阴将离火交于坤土，使离卦与坤卦相交，火土相交，引火下行，火能生土，火土合德，亦利土伏火，进而利于坎离既济，心肾相交。

（4）朱茯神法的药解

1）朱茯神是由茯神掺拌朱砂而成，具体比例是 20 克茯神配 1.5 克朱砂。茯神是茯苓的根，本属坤土类用药，但与朱砂相配之后，药性就发生了转变。卢太师在《金寿老人药解》中说："朱砂，即水银之质，火中之阴质也。"外假阳而内真阴，镇心神，通七窍，敛魂魄，用之不宜单用。朱砂与茯神同用，通心达窍。定位于后天八卦的离卦，专为心系用药。

茯神得土木之精华而成，朱砂得水石之精气而生，二物交用，是引肾而达心，宁神而生智，并能引土气以护金，引君火之昌明传于肺金之中，是肃清之意；借土木之精，得水上之华，以朱砂之赤色为衣，交纳于水土木中，使火能生土，土能生金制水，而木畅，使木易生二火，火之变化都归于变理之中，凝滞五郁都可随气机而化。

朱茯神安心神，益脾土，使火土合德，万物得其光辉，照耀于全身，阴阳无不明矣。宁心镇魂，利水通阳。镇心神，心宁而肺之治节可行，五脏皆能听命。镇定精神魂魄，都归于温性药品之中，使气机绵绵接续为要。引木土之精通达三焦，朱砂水石之精，上镇心宫下归泉水，与木精相合，水运行无阻。通达神明，使天君稳固，神志有归。先安神志，引水润下。镇心神，引通水道，转道小肠，膀胱之气化得其宣通。拨开膻中，打开意路，君乃得明，下乃得安。镇守君主之官，神明得出，离宫之火时时照明下土，土湿可分，后天易复。镇心宫而行水，使膻中无水之侵扰，膏肓能收能放，上与肺源相接，呼吸不乱，下与贲门相连，放纳无错。镇心宁神，使心安而火旺，心可照明下土，相火得其安位，助成上下交蒸，阴霾必然能散，气机必然宣明，生化自然。养心宁神，移火于木，肝肾乃交，膀胱得利，决渎乃行，气乃上升，上焦成雾，中沤得沸，土木无争，金水相生，肝郁乃解。

2）术或甘草对应西南方坤卦，白术（或苍术）健脾燥湿，甘草奠定中土，使脾土运化有权。

3）砂仁对应于西方的兑卦，砂仁通上纳下，纳五脏之气归肾，它可以帮助实现离火的下降，在朱茯神法里就是帮助朱茯神实现引离火右降的临床意义。

4）生姜宣通上下内外，通达神明，以利上下交通。

5）淫羊藿引阳入阴，引阴交阳，沟通上下阴阳。

（5）朱茯神系列法的临床应用

朱茯神系列法在其基本法的基础上，在着眼于降离火而实现坎离既济这个大前提之下，根据临床实际情况加减化裁，以解决临床中很多问题。

1）镇八方之法

组成：朱茯神，西砂壳，炙甘草，生姜，淫羊藿，南藿香，青皮，厚朴。

法药解：此法之所以称镇八方之法，也就是说八方皆不和谐，但主要问题是离火不降。从组方看出其主要是因三焦不通、湿阻中焦、

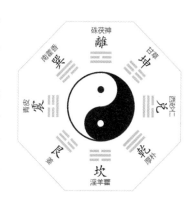

胃气不降、肝郁不升，而使上下不能交通，所以用朱茯神法。

所谓镇八方之法，乃朱茯神对应南方离卦；甘草对应西南方坤卦；青皮入肝，对应东方震卦；南藿香为风家药，对应东南方巽卦；生姜黄色，有生发之性以冲开艮门，对应东北方艮卦；厚朴有化阳明燥金之用，对应西北乾卦；西砂仁，西为兑卦，砂仁通上纳下，纳五脏之气归肾，对应西方兑卦；淫羊藿补肾壮阳，勾通阴阳，故对应北方坎卦。

其适应证：气虚气郁之证。常见心神不宁，情绪抑郁，脘腹胀满等症状。

君药朱茯神借土木之精，得水上之华，以朱砂之赤色为

衣，交纳于水土木中，使火能生土，土能生金制水，而木畅，使木易生二火，火之变化都归于变理之中，凝滞五郁都可随气机而化；镇心神，定魂魄，益脾土，使火土合德，万物得其光辉，照耀于全身，阴阳无不明矣。西砂壳开膈畅通三焦，开上膈，而心肺可通；开中膈，而脾胃得和；开下膈，而肝肾得交，五脏开合自然。南藿香醒脾开胃，芳香化浊，通上中之关窍。青皮疏导肝郁隐忍之气，以解肝脉之逆，并能引离火交于皮毛，肌腠得畅，肺肾必然相通。厚朴降阳明，通上中之关窍，清浊得其分消，以解右关脉之劲象。淫羊藿引太阳之气入太阴，沟通阴阳，导脾肾之精气归于沤中，使水沸而气升。生姜通神明，夺造化，水火自然交济，八方之气机，无不变理。甘草奠定中土，补中缓急，四旁得以调理，内外得以安和，二五之气，得其交合。

八方诸药，气化相当，相辅相成，一切滞气，无不化焉，是为镇八方之大法也。

2）拨转五行枢纽之法

组成：朱茯神，苍术，炙甘草，生姜，南藿香，石菖蒲，白豆蔻，公丁香，厚朴。

法药解：此法是在朱茯神基本法的基础上未用砂仁和淫羊藿，而加用了南藿香、石菖蒲、白豆蔻、公丁香、厚朴。

此法之所以称为拨转五行枢纽之法，说明五行运化不协调，首先是离火不降，外邪未解，中焦不开，肝寒气郁。总的来看重点是拨转中焦枢纽，引离火下降，所以用朱茯神法。

其适应证：心神不宁，身体困重，中焦湿阻，纳食不下，胸胁胀闷，脘腹胀满。舌淡胖齿痕，苔白厚腻，脉：肺脉湿滞带紧，脾胃脉湿滞有劲象，心脉湿滞，肝脉沉紧带滞。

朱茯神镇心宁神，镇守君主之官，使心安而火旺，神明得出，离宫之火时时照明下土，土湿可分，后天易复，土旺生金，引君火之昌明传于肺金之中，是以肃清之意。使相火得其安位，助成上下交蒸，阴霾必然能散，气机必然宣朗，生化自然。苍术健脾化湿，炙甘草健脾益中，生姜散寒畅中通神明。南藿香醒脾开胃，开膈通窍，上下分消湿浊。石菖蒲开心窍，化湿安神，以解肺脉紧象。白豆蔻化湿开膈，扩胃囊，增食欲，以解胃脉滞。公丁香暖肝温肾，疏肝解郁，以解肝脉之沉滞。厚朴降阳明，清浊腻，化燥气，以解右脉之劲象。

总之诸药相合，共奏拨转五行枢纽，火降交土，中土易复，金生肃下，清升浊降，上下分消，木畅土健，中枢运转自然，上下更易交通，心肾易交而神安，使五脏皆能有用，诚为拨转五行枢纽之法。

卢铸之认为："此法是先调摄五行运化之机，使土能生金，并能养木，亦能制水。肺为乾金，乾为天，天为清气凝结而成，人身之肺，即身中之天，天以清朗为主，使常无厌秽，一有厌秽，清虚之府，即不清矣，化源亦不成自然。"所以在临床中，如果肺气有问题，肺脉或紧或滞或弱，首先要解决肺的问题，尤其肺脉紧时，必须先去肺邪，否则天不明则地不朗。用石菖蒲，就是为了解肺脉紧。如肺邪解后应调方为附桂法，即去掉石菖蒲而加淫羊藿引太阳入太阴。

3）安内攘外之法

组成：朱茯神，苍术，小茴香，炙甘草，生姜，石菖蒲，胆南星，厚朴，法半夏。

法药解：此法在朱茯神法基本结构的基础上易砂仁为小茴香，去淫羊藿，加石菖蒲、胆南星、厚朴、法半夏。

此法适于外有淫邪、内有痰热内扰、阳明不降、心神不宁之症，功能祛邪清内，降逆安神。

其适应证：心神不宁，情绪烦躁或情志抑郁，癫痫发作，胃脘胀逆，舌淡红，苔白腻，脉：肺脉紧，右关脉弦滑带劲，左脉弦滑。

朱茯神镇心安神，引离中阴入坤土，土旺生金，且易伏火，金更易清肃，使相火得安其位。苍术解表祛邪，健脾燥湿，与法夏、茯神同用祛肺寒洁重楼。小茴香醒脾疏肝，使脾之化源常常不息，肝木温舒。炙甘草奠定中土而安四旁。生姜通神明，夺造化，使内外上下宣畅，引心肾交合不息。石菖蒲开心窍，化湿浊，导上阳入肾底。胆南星合法夏：豁痰降逆，遂道可通，通达肠胃，痰涎可降，为降逆化痰，分清别浊之意。厚朴降阳明，化燥气，相火顺降。

总之诸药组合共奏祛邪清内、分清别浊、交济水火、镇心安神之作用，所以称之为安内攘外之法。

4）安魂定魄之法

组成：朱茯神，白术，小茴香，砂壳，琥珀，青皮，炙甘草，韭菜10根（油松节、杜仲、灶心土）。

法药解：此法亦很重要，临床较常用，此法在朱茯神基本法上加用了琥珀，青皮，韭菜，随证可以加灶心土、松节、杜仲、柏子仁、藿香等药。

此法所治之病是由精神大伤，引起情志不稳、魂不安、魄不摄、心神不宁、三焦不通、经气郁阻之证候。此法的功用是安心神、定魂魄、疏肝郁、通经脉、畅三焦、以利交通上下、水火既济而魂魄自安，所以称之为安魂定魄之法。

其适应证：一切心神不安等精神类疾病，如心烦不宁、烦躁不安、失眠、强迫症、更年期综合征等。

朱茯神引降离火，镇心安神。与琥珀相配具有安神镇静，摄魂定魄之作用，主治肝气大伤、心神大损、神志不能自主的情况。琥珀松柏之精，水土之质，日月光华，照化而成，有安魂魄、灵神益脑之能，凡精神魂魄不足之人、用脑过度之人可用，能安定神魂，使头目清爽。白术、小茴香疏肝健脾燥土，使土木交并无碍。青皮条达肝气，疏导肝郁隐忍之气。韭菜上青下白，通上彻下，以利金木交并，引金木之气归于离火，阳生阴长，使火制金，金能制木，水土皆得温暖，更能调四时生长收藏之能，使人身阴阳气血交流无间。灶心土温土止逆，通心理肝，镇魂定胆，乃中正之能使。松节协调阴阳，疏理关节筋骨。杜仲柔润疏理筋脉，通达神经之妙用。柏子仁养心安神，助安魂定魄，润肠通便。藿香醒脾开胃，开膈通窍，上下分消湿浊。

总之诸药合用，共奏疏肝健脾、安魂定魄之作用。

附注：病人一旦病情好转，就可以在朱茯神法的基础上加补心肾、益气血的药如参归、补骨脂、益智仁、肉苁蓉、巴戟天、圆肉、枣仁等。只有精气足，才能气血旺，阴阴协调、水火既济，疾病才能真正痊愈。

5）镇心安神之法（治失眠）

组成：朱茯神，琥珀，酸枣仁，柏子仁，广龙齿，龙眼肉，桃米，炙甘草。据病情可加术参。

法药解：此法所治之病是由于心阴血不足、情志所伤，而致心神无依、心烦不宁、头晕失眠等症候。所用之药多为镇静养心安神药，类属朱茯神法。

其适应证：失眠，头眩，心悸，怔忡，梦魇，心神不宁等。

朱茯神茯神引木土之精通达三焦，朱砂为水石之精，上镇心宫，下归泉水，与木精相合，水运行无阻，借龙眼肉、柏子仁纳心肾，使神志上下交通。酸枣仁交纳心脾，养心肝血，敛降胆火，安心神。柏子仁气平微辛，柏为常青之灵木，其子得呈乾金之气最富，通心安窍，引魂魄归舍，魂魄交合，阴平阳秘矣。睡眠不足，头昏眼花皆医。能宣心包之结，使君火放明。能引精汁归于心宫膏肓，常常润泽，如灯中添油之意，还有润肠通便之用。与枣仁同用，同达离宫，魂魄乃定，睡眠必增。与朱茯神同用，镇心神，洁膻中。龙眼肉味甘气平，宁心益智，安魂敛魄，使心肾通达，元阴元阳交和自然。广龙齿气平微寒，得地脉之气、水石之精而成，化阴质为阳体，有镇魂摄魄之能，壮骨髓，坚肾气。与朱茯神、龙眼肉相配可宁心益肝，安魂定魄，镇心安神，凡惊悸梦魇之症可治。琥珀味甘，性平，主安五脏，定魂魄，灵神益脑，还有消瘀血通五淋之用。桃米花果之精，滋肾益精，健脑增智，以助魂魄有依。炙甘草奠定中土以安四旁，与朱茯神、参术同用，以助伏火，而利成地天泰之势。

总之诸药合用，共奏镇心安神、安魂定魄之功用。

6）镇呕调胃之法

组成：朱茯神，茅术，麦芽，西砂仁，淫羊藿，炙甘草，生姜。

法药解：此法止痛健食，调胃镇呕。

朱茯神安定神智。西砂仁纳气归正，一是把五脏之气纳到肾，二是把肾气纳归五脏，这归纳都是为了调护正气，并能化滞行滞，输精化精。淫羊藿调摄阴阳，引阴入阳，引阳入阴。苍术（无汗用苍术，有汗用贡术）燥土泄湿，使脾畅而浊阴可消。生姜、甘草辛甘，通阳化阴，助阳气能交血，血随气行，使清升而浊降。麦芽具有冲和之性，富有生生之能，疏肝建胃，消食止呕。

7）保全母子法

组成：朱茯神，茅术，桂枝15~20g，淫羊藿，秦归首，西砂仁，生杜仲，炙甘草，生姜，灶心土。

法药解：此法适于妇女妊娠后，为保全母子之大法。

注：非附桂法并不是说不用桂枝，只是桂枝不是君药，用量一般为15~20g，最多用20g。

朱茯神安定心智，安神魂，母子灵魂得安，子之灵根（智）易于萌芽。茅术泄湿燥土，使脾土暖和，母子双保。桂枝用阳化阴，阴尽为阳，阳助其生，母子坤元得健，子之内髓易长（桂枝，太阳之气，太阳经从背脊骨到大脑，生长脊髓之处，这是此法用桂枝的最重要的原因）。淫羊藿引阳附阴，借阴保阳，因母为阴之体，子为纯阳之质，是阴阳相互保抱，冀期子母双方安宁。西砂仁纳五脏之气归于元阴之处，母能保健，子可易育。杜仲、秦归引气血归于经络、薄膜，冀期任脉、带脉缓和，母能健，子亦无损（指不会小产、早产）。灶心土调摄火土，使火能温土，土能护木，木土交养，母子之魂有寄。生姜宣通神明，使火土合德，易生易长。甘草调和坤元，扶助先后（肾和脾胃）。

2. 南藿香为君药之法

藿香法是在身体感受外邪又不宜使用桂枝法或附桂法的情况下，而使用藿香法，使春夏三月不正之邪可去。

（1）春三月防治感冒之法

南藿香，茅术，香白芷，天麻，广皮，淫羊藿，炙甘草，生姜。

法药解：此法适于防治春三月的感冒，主要起预防作用或皮毛、肺感寒。

南藿香香通脾胃，洁尘氛，又通肺窍，开膻中，能内能外，引膈间之秽浊外出皮毛，上通鼻孔，下出魄门（指二阴），为分清别浊之能使。与白芷、广皮同用，理肌腠，开皮毛，凡四时不正之气（此法重点在春三月），伤及清窍，以此开之化之，一涕一汗而解。与生姜同用，启膻中，快心胸，清浊祛邪而正扶。天麻镇内风去外风，和淫羊藿，扶正阳而杂邪乃去。炙甘草奠中宫，生姜通神明，茅术燥土去湿。

变法：若发寒冷不发烧用炙甘草，若发烧不发冷用生甘草。生甘草半阴半阳，炙甘草为阳可去寒，生甘草为阴可去热。若无茅术，可用苍术或贡术，伤湿重者无汗用苍术，汗而体弱者用贡术。伤食重者加用生楂肉，咳嗽者加用法半夏。

注：如果寒入太阳经，肯定膀胱脉紧，则用桂枝法。

（2）夏三月治防感冒之法

南藿香，茅术，香白芷，云苓，广皮，炙甘草，生姜。

法药解：夏三月易小便不利，用此法分清别浊，小便一利，诸疾可解，外感自然可愈。

云苓（茯苓）渗淡之品，平淡之性，入肺入脾，利小便，使肺能通脾，脾能转输；水湿停留则结痛，水气不化则烦满，凌于太阴（肺）则咳逆，客于营卫则发热恶寒，唯小便利则水气化，诸疾俱愈。与藿香同用，通脾胃，化清浊。

注：南藿香之法，不仅春夏外感可用，四季各病也可辨证灵活使用，贵在明理得法。

3. 淫羊藿为君药的法

（1）消食止泻法

淫羊藿，贡术，上安桂，西砂仁，生楂肉，炒大麦芽，炙甘草，生姜，潞党参（或大泡参）。

法药解：此法能消食化积，建脾止泻。如小孩或老人积滞腹泻不适合用桂枝法的，或肚腹不好，外感解决后，可用此法，解决大便稀、消化不良等问题。

淫羊藿微辛微温，有引阳入阴、启阴交阳之能。与贡术合，肺脾乃治，肌肉丰盈。楂肉、炒大麦芽化顽食，助胃消化；与西砂仁同用，和五脏，理脾胃而中枢运转。上安桂气味甘辛，温血化凝（指血稠，血流不畅），行气热血，有化瘀生新之能。炙甘草奠安中土，使中宫健行。生姜祛寒而温胃肠，还有通神明之作用。若水泻，可加用大泡参（或潞党参），防失水之虑。

法中诸药配合，积食能化，腹泻可止，在不能立即用附子法或桂枝法时就可以用此法消食止泻。

变法：腹痛者，可另加吴茱萸、玄胡索等，若腹胀，可加用官桂、法夏。酌情选用，适度为佳。

（2）护稚阳之法

淫羊藿，贡术，上安桂，固脂，炒小茴，黄芪，炙甘草，煨姜。

法药解：小孩外邪治愈后，稚阳弱，脾胃弱，精神差，用附子法过早或不宜（一般二三岁以下的小孩都不宜用附子），可用此法。

淫羊藿与上安桂、固脂、黄芪合用，既护稚阳，又健脾胃。小茴香疏肝醒脾，开郁宣滞。煨姜：温脾，脾胃消运正常，阴阳交合正常，稚阳亦自然得养，精神即可正常。

此法成人也可使用，剂量则用成人量。

变法：若睡眠不安，可加用茯神。若腹痛，可加用炒陈艾，成人则加吴萸。

4. 制升麻为君药之法：安内攘外之法

制升麻，茅术，广紫菀，老叩，西砂壳，炙甘草，生姜，灶心土。

法药解：制升麻拨转枢纽，使阳升阴降。老叩启胃阳，使纳谷更佳（即扩胃囊）。西砂壳开关膈，三焦通达（上中下三膈打开，三焦通畅）。广紫菀疏肺络。茅术引胃中之水达脾，助运化。炙甘草镇安四方，使阴阳往来无阻。生姜通神明，温脾胃，助气血之流通。灶心土镇肝胆，崇脾土，而相火得位。

此为交际水火（即心肾相交），分清别浊，安内攘外之法。

变法：若咳有痰，可加用半夏（一般用法半夏，体质弱者加京半夏，消化不好加姜半夏）。若脉湿滞明显，可加用茯苓（茯神）。

5. 广紫菀为君药之法：宣心肺之阳之法

广紫菀 15～20g，茅术，制南星，上安桂，京半夏，朱茯神，广皮，炙甘草，姜汁（或生姜去皮）。

法药解：此法适应于在无外感时，出现咳逆于胸，稍用心用力就会潮热，自汗出，咳甚，吐白泡泡痰之症状。

紫菀微辛微苦，疏络润金（肺的经络或者其他与肺脾有关系的经络，从紫菀来说，就是肺和心包的经络，主要在手上的经络）。与生姜、甘草同用，阴阳协助，气化得宣（指肺）；与法半夏、制南星、广皮同用，分清浊，洁化源（肺），上下无阻，气涌可平，痰喘可医（气涌、痰、喘均为化源不洁之故，化源一洁，即无此类现象）；与茯神、白术（茅术）同用，渗淡而行，脉络可疏，气涌可消；得安桂，化瘀血，气化得宣，化源（肺）不畅可治。

变法：喉痒者加石菖蒲。喉痛者，去制南星、安桂，加石菖蒲、油厚朴；喉痛甚者用姜汁，不甚者用去皮生姜。痰深者加马兜铃、石菖蒲、西砂仁。

广紫菀为君药之法还有多种，如治鼻衄之法、治咯血之法等。鼻衄加白辛夷，咯血加广茜根。

6. 西砂仁为君药之法的纳气固元法

西砂仁，白术，黄芪，安桂，固脂，杜仲，炙甘草，生姜。

法药解：此法是妇科法之一，凡孕妇咳嗽不已，胎漏不止，必为水冷金寒，宜暖水脏而气化上升，益肺源而乾金清，以纳气固元法为上。

西砂仁为君药，纳内薄膜中微阳交肾中之微阳，联袂而升，使气血双举。贡术镇安脾土，辅助黄芪迎水精（肾所生之精），达四旁，化精为气，气成于上，化源润下，滴滴归根。安桂温血暖气，气血交流，三焦交通，交会之处，都成自然。固脂强脾肾之精液，使以濡润胎儿，母之气血亦渐渐丰富。杜仲缓筋束骨，起阳维阴维，常常连续无间。炙甘草奠安中土，使土气活跃四旁。生姜宣君火之神明，与相火（坎中之阳）相接（君火相火相接，实际上就是心肾相交）。

以上诸药相配，诚为上下交蒸，五脏得其暖和，正气乃可伏藏，金水调和，孕咳则已；正气伏藏，则胎漏止。

注：要解决水冷金寒的问题，五脏都要解决，而非某一两脏的问题。

7. 当归为君药的法：拨乱反正之法

秦归25～45g，茅术，杭巴戟，油松节，银杏，炙甘草，花椒，韭菜。

法药解：此法适于欲火妄行，引起一系列心肾不交的病，如男子遗精、梦遗，女子梦交、白淫，心神不宁，白天怠倦，精神不好，欲火困扰等。君火混乱，相火不能安位，癸水未得相火之蒸而受凡火之扰，久久壬水下流，凡火更炽，欲火扰之，壬水误泄，久久酿成水火不能调剂，心肾不能相投，气血不能相守。再之，饮食无忌惮，鬼门常常打开，昼夜颠倒，阴阳之离合乖矣。故宜拨乱反正，而不宜清火。拨乱反正之法，分清别浊，使阳能升，阴气能降，拨转君相二火得位，使阴消而阳长。

秦归为君药，润木清火，秦归与杭巴戟引精血入于经络之中。茅术化脾中之湿，油松节化骨间之垢，银杏化肌肉中膏脂之留毒，韭菜清血分之浊而生新。花椒化阳，化气血交会处之尘气。炙甘草燥化脾土，欲火可伏。

变法：秦归，微甘微苦微辛，通肝达脾润肠，但肠冷滑者慎用，用量可少至 15～20g。可加用黄芪，引肾水之微阳入肝入心而肺，降而归脾，五脏皆得其养，气血皆得其调；芪归等量，气血皆调，芪倍于归重在调血，归倍于芪重在调气。秦归与人参（潞党参）、白术同用，燥土润物，益气生津，脏腑经络滋润得养，气血营卫交通得畅。如此，则可常人调气血之法。

8. 明天麻为君药之法：轻转之法（也叫微开腠理拨转枢纽之法）

明天麻，苍术，香白芷，生楂肉，杏仁，陈皮，炙甘草，全葱。

法药解：此法适用于周身发热、疼痛、头昏晕，但不畏寒；阳明伤寒，寒热与饮食于膈间。宜调摄脾胃，引胃气鼓荡于外，脾阴振纳于中。用轻转之法，微开腠理，拨转枢纽为要。

天麻辛温，有镇风之能，遇大风（指体内之大风）而不动摇，遇微风而上达巅顶，下入水底（肾），而至涌泉，镇正阳，头痛皆医。白芷芬香之品，达肌腠，宣秽浊，邪正分明，正扶而邪消。杏仁降肺胃之逆，微通肺液，胃得其养。楂肉消积滞，菀陈（肺上长久积痰）可祛。炙甘草镇定脾胃，使阳明太阴无伤。苍术微开茅塞。葱通脉络，舒解阳明之机，故此法微开腠理，轻转枢纽。

9. 大泡参为君药之法：益气滋肺助化源之法

大泡参，当归，益智仁，淫羊藿，西砂仁，炙甘草，煨姜。

法药解：此法用于气血两衰，阴阳失调，此时应升阳降阴，引阴附阳，使阴阳相合，气血相交。法宜用阳化阴，引阴合阳，使阴阳相合，气血交流，冲、任、带三脉乃能相协合。此法对气血双衰之证运用时，应慎风寒，节饮食，勿嗔怒，后一步还须用附子法治。

大泡参益气滋肺，使肺化源有用。淫羊藿引阳入阴，启阴交阳，使阴阳两相接和。当归导血交气，砂仁纳五脏之气入肾，益智仁温脾暖肾，炙甘草奠纳中宫，镇安四方。煨姜温中（脾）和胃，热气温血，强化生化之机。诸药配合，其法则可益气助化源。

变法：君药为大泡参。也可用潞党参，其力更大，生津更多，用人参亦可。人参微甘微苦微温，气平，养五脏，益五气，生五液，调营和卫，充脉和肌。

10. 非附桂法的特殊型法

（1）霍乱症专用法

鲜藿香 30g，鲜仔姜 30～45g，鲜菖蒲根 20～25g，茅术 15～20g，法夏 20g，生甘草 15g，姜汁 60g。此为一天 3 次量，若病情严重，则为一次用量。

此法为卢铸之的法。霍乱症，人已昏迷，均可治。霍乱症重在补水，勿失水，霍乱属传染性疾病，应立即向防疫部门上报。

变法 1，霍乱一般是水泻，若病人里急后重，便中有红色或白色黏液，加用大黄 15g。

变法 2，大便有红、白黏液，又发寒冷，则是既患霍乱，又受外邪，可加用桂枝尖 20 ~ 30g，大黄 15g，陈皮 15g。有汗则不加陈皮，或加陈皮服后背胸有黏汗，则去陈皮，勿过汗。

注：若无鲜藿香等，用广藿香、石菖蒲、香白芷。一般来说，霍乱易发季节就在有仔姜的时候。

（2）红眼病治法

防风 15 ~ 20g，荆芥 6 ~ 15g，薄荷 6 ~ 20g，制升麻 12 ~ 15g，蒙花 9 ~ 15g，青皮 12 ~ 15g，生甘草 6 ~ 15g（此为 10 岁以上儿童或成人用量）。

法解：红眼病容易互相传染。服药，且用药渣煎水洗，效果方佳。外洗时，可加花椒、童便（10 岁以下男童）。

变法：若觉瘙痒，可加花椒 3 ~ 6g，内服外洗。

（3）高烧（38℃ ~ 40℃），真热假热难辨之法。

荆芥 12g，防风 9g，薄荷 6g，茅术 12g，厚朴 9g，生楂肉 12g，生陈皮 12g，香白芷 9g，生甘草 3g。

法解：此法适于儿童高热不退，寒热难分，又非外感太阳证之病，真热假热一时难定，可用此法，此方量为 10 岁左右的儿童。若大人高热真假难辨，亦可用此法，量加倍即可。

注：如果诊断为太阳伤寒高烧，用桂枝法加了防风发汗，服后有汗了，但烧还是解决不了，也可用此法，服 1 ~ 2 剂可愈。用此法退烧后，若脉紧、浮，可判定为太阳伤寒伤风，用桂枝法。若脉不紧，只是浮或洪大，就继续用此法 1 ~ 2 剂（此法亦是卢铸之太老师传下来的）。

（4）疱疹和缠腰丹法

白檀香 12g，香白芷 12g，苍耳子 12g，苍术 15g，桂枝尖 15g，生陈艾 3g，地肤子 12g，扁柏叶 7 匹，花椒 49 粒，生甘草9g。2~3副。

法解：此法适应于疱疹或缠腰丹。疱疹可出现在全身任何部位，部位不定；缠腰丹多在腰部，主要围绕腰腹，若泡疹绕腰腹一圈将连在一起，或基本上相连，这是危症。

变法1，前主方服2~3副，去苍术，加贡术15g，服2~3副。

变法2，疱疹稍微减轻后，去苍耳子、地肤子，加秦归15g，服2~3副。

变法3，疱疹继续减轻，则加杭巴戟15g，油松节15g，服2~3副。

注：服至变法2时，若症状没有明显减轻，则守法守方，再服二三剂。要等疱疹消失痊愈后，再服最后变法3。

此外：治疗期间，若病人畏风，脉浮紧，当在主方和1、2方可适时加天麻15g，防风20g，若是妇女，在主方开始加秦归和制续断，在变法2开始加杜仲。

以上均为成人量，非成人酌情减量。

（5）小儿斑疹法

荆芥花9g，防风9g，苍术9g，香白芷15g，生楂肉12g，生甘草6g，葱3根。2副，服、洗则愈（10岁小儿量）。

法解：斑疹，面部周身可见，一团一团小籽籽。若发烧，两耳后没有疹子。若两耳后有，则是麻疹，其法另述。

（6）小儿麻疹法

顺疹法：荆芥花9g，大力子9g，升麻9g，桂枝尖12g，厚朴9g，生甘草3g，芫荽3根。

法解：此法用于麻疹已出，已不发高烧，精神尚佳。大力子，气味苦寒，清筋达络，解肌腠中的蕴热，引气外出，透达于皮毛，微汗而解内之余热，结于网油阻碍气血之流畅得解，宣少阳之郁热。

出疹后，易咳，肺气不宣，服此法。其全方为：荆芥花9g，升麻9g，杏仁12g，陈皮9g，大力子9g，椿树皮12g，葱白3根。

当麻疹在胸、背出现小点（即现点子但未出全时），可服以下之法，可顺利出疹，并防隐疹。症状：发烧，咳，虽耳后现点，但在全身出疹不顺。

此法需三步，依症变化而变法：

第一步：使麻疹现点明显。其法：香白芷9g，楂肉12g，法夏9g，防风9g，大麦芽12g，陈皮9g，甘草3g，葱1根（1副）。

第二步：使疹出齐，疹呈红色（疹为暗色不好），但还咳，其法：荆芥花9g，苍术9g，生升麻9g，香白芷12g，陈皮6g，杏仁12g，生甘草3g，葱3根。

第三步：化肺之燥咳，燥咳化则病愈。其法：广紫菀12g，茅术9g，鲜广皮12g，浙贝母9g，杏仁12g，枇杷叶12g，淫羊藿12g，甘草3g。2副。

不顺疹三步法，一步解决一个问题。

若误服温热药，阳盛隔阴，则接后述之滋阴1法治。

11. 滋阴法

我们所讲的滋阴法的概念，不是一般性广泛所讲的滋阴概念，之所以称为法，是在更好地护阳敛阳潜阳等调理阳气前提下的权宜之法，不是死方。在扶阳医学的实践中，很少用到滋阴法，约占 4‰ ~ 5‰，但亦是临床所必需，这亦更体现了扶阳医学立法的严谨与完善。郑钦安所列的阴虚问答 29 问（《医理真传·卷三》），卢铸之对其传授中慎选了十七个方，直传郑钦安所列之方，皆改称为"法"，避免受"方"的搬套而被束缚。讲"法"则可据不同实际情况变化而用。

（1）滋阴补水法

熟地 9g，玄参 3g，五味子 3g。

法药解：此法是小儿麻疹后，阴虚，邪热内伏，误服温热之剂，其里热更甚，逼其真阴外越，而呈阳盛隔阴之症。此时凉寒药不敢用，温热药亦不敢投，所以用滋阴补水法。

方中玄参色黑而性苦寒，足以清心、肾之热；熟地滋阴补水；五味子敛阴，收纳肺肾之气而归于根，使真阴复而热邪退。

（2）清热养阴降火法（《小儿药证直诀》导赤散）

生地 30g，木通 15g，生甘草 9g，淡竹叶 6g。

法药解：此法适于心移热于小肠，如咽干、口舌溃疡、小便短赤等。此方行气不伤气，凉血不伤血，中和之剂，服之无妨，动亦最宏。方中生地：甘寒入肾，凉血而清。木通：甘淡，降心火下行，导热从小便而出。淡竹叶：甘寒，寒能伸热。甘草：味甘，最能纠正，亦能清热。

（3）灭火救阴法（《伤寒论》人参白虎汤）

人参 15g，石膏 24g，知母 18g，生甘草 3g，粳米 1 撮。

法药解：此法适于阳明燥热证。方中人参扶元阴，石膏清胃热。知母滋阴泻火，以蕴化源，甘草、粳米培中气。郑钦安曰"两上眼皮红肿甚，下眼皮如常，烦渴饮冷者"用此方

（《医理真传·卷三》）。

（4）泻火救阴降火法（《伤寒论》大承气汤）

厚朴 24g，芒硝 18g，大黄 15g，枳实 9g。

法药解：此法适于胃已实，元阴将亡，已在瞬息之间，以大黄芒硝苦寒之品，以泻其亢盛之热。枳实、厚朴苦辛之味，以破积滞之邪，否则元阴灼尽而命即不生。

（5）清热润燥救阴法（《伤寒论》黄连阿胶汤）

黄连 12g，黄芩 9g，芍药 6g，阿胶 6g，鸡子黄 2 枚。

法药解：黄连阿胶汤一方乃交阴阳之方，实养阴清热之方，或为补阴起阳之方。此方为少阴热化症，而唇焦舌燥，身热不退，心烦不安，渴善冷饮，小便短赤（小儿指纹红紫），脉来细数，虚烦，不得卧者，是为心肾阴虚，邪热内盛之少阴热化证。心烦者，坎中之精不能上交于心；不得卧者，离中之阴，不能下降于肾。

方中芩、连、芍之苦，真清其热，又得鸡子黄补离中之阴，阿胶补坎中之精，坎离得补，阴阳之气自调。

若咽喉痛，干咳，无痰，五心烦热，欲饮冷者；又若邪热内盛之少阴热证，热甚大渴饮冷者，加生石膏 9～15g，麦冬 9g，生地 6g，玄参 6g。但必有此确切症状，方可酌用，万勿轻试。

（6）清热交济阴阳法（《伤寒论》栀豉汤）

栀子 1 两，豆豉 2 两。

法药解：此法适于治汗吐下后，虚烦不得眠，心中懊憹者；又治妇女忽喜忽笑，言语异常，似癫非癫，似狂非狂（以热甚，神昏为确）者。

栀子，色赤，味苦性寒，能泻心中邪热，又能导火热之气下交于肾，而肾藏温。豆豉，其形像肾，经造豉，轻浮，能引肾水上交于心，而藏凉，一降一升，则心肾交。

（7）补真阴法（《伤寒论》独参汤）

人参（亦可洋参代）。

独参汤一方，乃补阴之第一方也。人参甘寒，洋参味苦。苦寒之品，皆补阴之品。故仲景不用参于回阳，而用参于大热亡阴之一症，以存阴，如人参白虎汤。补离阴之药，以人参为先；补坎阳之药，以附子为主。调和上下，权司中土，又以甘草为要，不可不知也。经云：阳欲脱者补阴以留之，独参汤也（叫作留阴挽阳）。

（8）清热燥湿升解法（《伤寒论》葛根黄连黄芩汤）

葛根，黄芩，黄连，炙甘草。

法药解：此法乃表里两解之法，宣通经络，燥湿清热。因太阳桂枝证误下，邪陷于中土，下利不止，脉促，喘，汗者，内陷之邪尚欲从肌腠而外出不能出，涌于脉道，脉则促，涌于华盖则气喘。

葛根以升腾胃气，鼓邪从外出；佐以黄芩黄连之苦，苦以清热燥湿，止汗止泻；又以甘草调中，邪去而正复。此法还适于酒客病，身大热而喘，口渴饮冷，无头痛身痛，胃不寒者皆宜之。

（9）利水育阴法（《小儿药证直诀》六味地黄丸）

熟地 30g，山芋肉 18g，怀山药 15g，茯苓 15g，丹皮 18g，泽泻 9g。

法药解：此法乃为育阴利水之方，适于元阴不足，而上焦有伏热者，症见精神衰，饮食健旺，口常渴而饮冷，小便常不利，或有遗尿。方中地黄甘寒，滋肾水不足；山芋肉、丹皮酸寒，敛伏郁热；山药、茯苓健脾化气行水；泽泻甘寒，补养五脏，又能消湿。利水药用于滋阴药中，是取其利以行其润之力也。

变法：若上方加知母、黄柏，则为滋阴泻火。

（10）清燥法（《伤寒论》甘桔汤）

甘草30g，桔梗24g，天冬12g，麦冬12g，杏仁6g，地骨皮9g，桑白皮9g，黄芩6g，白蜜15g。

法药解：此法为苦甘化阴之法，以消少阴之咽痛症，因少阴之火上浮于咽，少阴之络挟咽故也。得甘苦之合化，而少阴得养，故愈。

桔梗甘苦，以升提肺气；以甘草之甘，苦甘化合，又能化阴，化阴足以润肺。又加二冬、二皮、黄芩、杏仁、白蜜，一派滋润甘寒苦降之品以助之，肺燥得润，咽痛而愈。

（11）清燥养血法（《伤寒论》芍药甘草汤）

芍药60g，甘草60g。

法药解：芍药甘草汤乃甘苦化阴之法。芍药苦平入肝，养阴柔肝，肝者阴也。甘草味甘，入脾，脾者土也。苦甘化阴，以养周身之阴血，而周身筋骨得养，筋得血养而燥气平，筋脉挛急疼痛而愈。

（12）酸甘敛阴法（郑钦安《阴虚症门·问答十九》参枣汤）

西洋参30g，枣仁30g，甘草15g，猪心1个。

法药解：以上三味细末，同猪心炖服。此法为苦甘化阴、酸甘敛阴之法。以洋参之甘苦，枣仁之酸敛，以扶其元阴，元阴敛而真气即敛，故可藏神。又得猪心同气相求，使心神明而不昧，更配甘草从中合化而有源源不竭之妙。元阴虚，不能养神，可服用。还可治老年健忘，凡系思虑伤阴血者，皆可服。

（13）滋阴泻火法（《伤寒论》大黄黄连泻心汤）

大黄30g，黄连15g。

法药解：此法为泻火之法。大黄、黄连之苦寒能泻三焦之邪热。凡是热上攻肺而喘症生，热下攻肠而脱肛，得大黄黄连之苦寒泻火，火邪一去，上下自安。仲师以此方，治心下痞满，按之濡者，是因无形之热邪伏于心下，以此法泻之。又治阴虚吐血。

（14）清燥润肺法

大黄18g，木香18g，当归15g，苏叶9g，甘草9g，白蜜半盅。

法药解：此法是郑钦安所立的大黄木香汤，可以治赤痢、白痢、腹痛、拘急。此法为调气行血之法，大黄同当归甘草合用，能泻血伤之燥热而化阴，木香苏叶白蜜能调气分之滞而化阳。气血两化，阴阳不偏，疾病可愈。

（15）甘苦化阴补水法（郑钦安《阴虚症门·问答二十九》）

西洋参60g（可沙参代），白蜜30g，黄柏30g。

法药解：此法用于治疗妇女血崩后，忽巅顶痛甚者，此乃血虚甚而阳无所附，暴浮于上故也。用此法，峻补其水，当愈。西洋参，色白，味苦，能补心，心者，生血之脏也。黄柏味苦，苦能坚肾，肾者，泛水之区也。又得白蜜之甘，能润肺助金，金者，水之母也。苦甘化合，足以化阴，阴得化生而源不竭也。

（16）补血之法（郑钦安《阴虚症门·问答七》）

当归12g，黄芪30g，鹿茸12g，麦芽15g，黑姜12g，炙甘草12g，甜酒半盅，葱头4枚。

法药解：此乃活血行气之法，实乃补气补血之法。适于产妇，症见周身肿胀、乳肿、肛门逼胀、痛欲死者，皆可服之。其因误服行瘀破滞之药所致。心者生血之源，当归味苦入心能补心。黄芪甘温，补肺，肺者，正气之宗也。当归得黄芪而血有所附，黄芪得当归而气有所依。加鹿茸，取纯阳之质，以助其阳之气。佐姜，不但有温中之功，又有化阴之意；用葱头降离阴而与之交；用甜酒以鼓坎阳而上行，使麦芽从中消散其壅滞之气。此方不寒不燥，前贤用于血虚发热之证，颇效。

（17）甘润养阴法（郑钦安《阴虚症门·问答九》）

甘草60g，干姜（炮）15g，五味子6g。

法药解：此法由《伤寒论》甘草干姜汤加五味子而成。此方乃辛甘化阳之方，亦是苦甘酸甘化阴之方。治肺痿、干咳、吐涎沫、吐血，治中寒，亦治拘急痉挛。甘草味甘，崇土缓急。干姜辛温，温化散寒，辛与甘合则从阳化。干姜炮黑，其味即苦，苦与甘合则从阴化。五味子酸温，敛肺滋肾，纳肺气归于下元。其组方很妙。

以上十七条是卢铸之从郑钦安所列的《阴虚门问答二十九法》中所选，经过临床实践中而选定的，但临床用之很少，就说明阴虚之人甚少甚少，而阳虚正弱正亏之人甚多甚多，故扶阳护正之法用之甚多。所以滋阴之法一定要慎用，首先明辨真假热，口渴饮冷否，舌苔如何，必须确定是阴虚、血虚，才可酌情慎用。

总结

以上所列诸法皆为扶阳医学基本常用之法，未能尽述（如妇科养胎大法等）。对于一般常见病皆可在以上大法里据脉证而加减灵活运用，不用死搬硬套。扶阳医学诸法主要是调节气化的，治疗功能性的疾病很好，尤其是外感、阳虚证、阴阳失调证、脏腑功能失调、虚损病等，对形质性的病必须加专病专药，或先用专方，再调理气机；或先调理气机，再治形质病，最后用扶阳医学的法收功。

（本节内容综合自彭重善《大医火神师徒传道录》，中华中医药学会扶阳医学传承基地一、二、三期双月刊及火神门扶阳医学微信群讲课内容。）

扶阳医学的诊断辨证立法遣药出方

扶阳医学的立法遣药出方是在正确的诊断辨证一前提下进行的，但首先必须明理得法，正确切脉，据脉立法，立法后遣药出方，这是一个系统的、连贯的、科学严谨的理论实践过程，一张清秀精妙效佳的处方，是高尚医德医道医艺的完美体现，达到了至善至美的境界。

具体步骤

（一）诊断

慎细四诊，重点为脉（浮中沉），首先对正气（浮取沉取）和肾气的强弱（左尺脉）及正邪虚实情况做出正确判断。

用心详细望闻问切，以切脉为诊断主要依据，因为脉反映了人体生命活动真气运行的状态。从气的强弱和受邪后气的变化，在脉上可获得真实本质的生命活动状况。所以以脉为主，若病脉相符，舍病从脉；病脉不符，或舍病从脉，或舍脉从病，以轻重缓急而定。通过浮中沉取脉，才能获得正气的盛衰情况及各脏腑的气机功能状态。首先审察整体脉象是否缓力神，从而来确定正气情况。如病人只感觉胃不适，而无明显感觉虚弱与腰膝酸软，可其脉显示正气和肾气很弱，那就以脉为主，处方先顾及其正气和肾阳，在此前提下来治疗胃不适。如伤食腹泻，泻得很凶，但摸其脉有紧象，可先用桂枝法加安桂；如摸其脉不紧，且很弱，就可直接用附子法加安桂，用理中法加大泡参，防止失水，首先要固到正气，同时还要审察肾气，一定要摸左尺脉至骨。若肾气弱，首先要把肾气扶起来，用附子法，如整体脉象摸起来又浮又洪大，但肾脉很弱，这时必须要把肾气固好，先用四逆法，否则其他病都无法治好。正气和肾气的脉象尤其是左尺脉是确立大法的主要依据，切脉是扶阳医学的重点和难点，必须要跟师和苦练领悟。如切脉不准，就无法做出正确诊断，那也无法实现立法遣药出方来进行治疗疾病。扶阳医学突出的特点就是通过切脉，抓住根本，扶正祛邪。

（二）辨证

确辨阴阳，确解病机，确定病位，确知危急。

1. 确辨阴阳。洞察阴阳，显微毕露。一定要明确真假阴阳虚实情况，《内经》曰："察色按脉，先别阴阳。"否则动手便错。须认真阅读郑钦安的《医理真传》和《医法圆通》，关于阳虚阴虚的问题，详细透澈，有言道"不读郑钦安，阴阳难过关"。郑钦安《医理真传》："阳虚证：面色、口唇青白无神，目暝倦卧，声低息短，少气懒言，身重畏寒，口吐清水，饮食无味，舌青滑，或黑润青白色、淡黄润滑色，满口津液，不思水饮，即饮亦喜热汤，二便自利，脉浮空，细微无力，自汗肢冷，爪甲青，腹痛囊缩，种种病形皆是阳虚的真面目……""阴虚证：面目、唇口红色，精神不倦，张目不眠，声音响亮，口臭气粗，身轻恶热，二便不利，口渴饮冷，舌苔干黄或黑黄，全无津液，芒刺满口，烦躁谵语，或潮热盗汗，干咳无痰，饮水不休，六脉长大有力，种种病形皆是阴虚的真面目……"重点是正确认识虚阳外越的假热和阳不化阴的干燥症等。假热：上焦或下肢表外表现为热象但喜热饮，大便溏稀，或有小便清或有不利，或下肢膝凉，左尺脉沉弱或若无，其他脉洪大或有劲象。阳不化阴的干燥症：是因阳虚不能蒸腾气化，液津不化而失润造成的口干、肤燥、便干等，尽管表象为热燥，还是以扶阳温阳为要，用阳化阴。

2. 确解病因病机：就是明确了解疾病发生的原因和发病机理的本质情况，如正邪虚实情况，内因（七情六郁）、外因（六淫），身体病理变化。

3. 确辨病位：就是据脉确定病位，是哪经病证，伤及哪脏哪腑，同时还弄清五行的生克制化情况，如土木相调否、心肾相交否、脾胃调和否等。

4. 确知危急：各种危象脉一定了然于心，诊出病脉的好坏显微，如鱼翔脉、雀啄脉、屋漏脉、劲脉等，千万不能盲治，要知进退，确保万全。

总之诊病之要：医以专一为主，诚意为用，诊病之要存乎于心，心手相应，人我相合，洞察阴阳，显微毕露，然后法与药随，仁术可得称焉。

（三）立法

立法是整体五个进程的中心、核心和重点，这也是扶阳医学开拓创新的一个重要标志。

1. 其立法纲领：护正，纯正，法准，法灵。

2. 其立法原则：法无定法，法随症变。

3. 其正确立法三大前提：一是诊断辨证正确，二是医理、医术纯熟精通，三是医德医风高尚纯正。

4. 其立法步骤：以脉为主，脉证合参。在以火立极、扶阳护正和擅用水火功夫的主导思想指导下，明确正气肾气的亏损程度、阴阳盈缩、五脏生克制化的情况，而立全局之大法和局部之宜法。如有里症、脉沉取细弱乏神，或左尺脉沉弱，或有虚阳外越时立附子法；如有表症、膀胱脉紧或肺脉紧而左尺脉不很弱时立桂枝法；如浮取沉取皆紧，或膀胱脉和肺脉有紧象但左尺脉很沉弱时立附桂法；如整体脉和左尺脉都虚弱可先立附子黄芪党参综合法，后可再立附子法，或据情而定他法；在身体暂时不能使用桂枝法和附子法时，根据病情及五脏生克制化情况可暂立非附桂法如朱茯神法、广紫菀法、藿香法、滋阴法、清下法等，做到全局与分部相结合，权宜相宜，由表及里，层层章法，步步规距，法有章法，法无定法，法随症变。

5. 非常之法： 如真假难辨的高热，所立的退热法。传染病的疫病法等，特殊情况有特殊之法。

总之，扶阳医学的立法宗旨都是为了达到坎离既济、阴阳和合、水土合德之境界。

（四）遣药

1. 遣药的原则：以症为凭，紧扣立法。

2. 遣药就是调兵遣将，以辨证为凭据，一定要和立法紧紧相扣，法药相随。

3. 遣药指导思想和原则：遣药贵在准确、精练、纯正、实效，兼顾脏腑兼症，准确了解药性，君、臣、佐、使配伍恰当，量效精准。

（五）出方

出方是全过程的最后一个进程，所出之方是五个进程的载体，它承载了从诊断辨证立法遣药全过程的成果，是书面的约法，服药之方，亦为处方。

1. 出方指导思想：回顾全程，合理、合证、合法；慎审法药，不杂、不乱、不疑；方药纯正精准。

2. 出方原则：眉目清秀，整洁舒畅，君臣不乱，分量适当，批注详明，医嘱明确。

总之，出方是一个很严谨的过程，要有慎畏的思想，兢兢业业，一丝不苟，如履薄冰，如临深渊，最后达到病解灵法，法解灵方。

总结

扶阳医学的诊断辨证立法遣药出方全过程，都是在阳主阴从、以火立极、护阳扶正为指导思想下进行的，其立法遣药出方之宗旨就是为了达到坎离既济、阴阳和合、水土合德之状态，从而实现治病养身延年之目的。坎离既济是五行生克制化之至理，只有坎离既济才能使上下阴阳水火交济，水火往来才能化生中土；阴阳和合才能水富水温而真火安藏，阳气丰固，从而增强机体气化圆运动的原动力；水土合德是复命归常、世界大成之前提，这些是扶阳医学之核心。

（本节部分内容选自彭重善《大医火神师徒传道录》）

扶阳医学的脉——药相对应论

扶阳医学是据脉立法的，有病变的脏腑亦是以其反映的病理脉象来选用相对应的药物，将这些药物可配合到任何所立的大法里，以解决病变脏腑的病症。

一、左手脉的脉药对应

（一）左寸脉

1. 膻中：紧脉，表示有外寒，选桂枝、菖蒲。

滞脉，表示有外寒湿滞，选择菖蒲、桂枝、刺五加皮等。

2. 心：紧脉，表示有外寒，选刺五加皮、桂枝，有寒痛加薤白、乌头。滞脉，如为血滞，选元胡、丹参、桃仁、红花、川芎等。如为气滞，选薤白、檀香、元胡、降香等。如为痰滞，选菖蒲、法夏、瓜蒌等。弱脉，表示气血弱，选附子、黄芪、当归首、人参、圆肉等。

（二）左关脉

肝胆：逆脉，表示肝郁气逆，选择青皮、木香、佛手等。滞脉，表示气血郁滞，选炒小茴香、郁金、元胡、川芎等。如有湿滞，选木香、泽泻。如有肝区痛，选吴茱萸、元胡等。如有痛经，选吴茱萸、香附等。紧脉，有寒象寒痛的，选青皮、公丁香、吴茱萸。痉挛痛，选白芍。浮弦脉，表示有风邪，外风选防风、天麻，内风选龙骨、牡蛎、勾藤、天麻。沉滞脉，表示肝寒郁滞，选小茴香、公丁香、吴茱萸等。凡有弦滞脉象都可加当归，可清润肝木。

（三）左尺脉

1. 膀胱：紧脉，表示有外寒，用桂枝、生楂、细辛等。弱脉，表示膀胱经气气化不利，易于感冒，背寒，小便不利，选附子、桂枝。

2. 肾：紧脉，表示有内寒，女为宫寒，男为无精，选用附子、桂枝、细辛等。沉弱短小脉，乏力乏神，选用四逆法加菟丝子、巴戟天、葫芦巴等。浮劲脉，用四逆白通汤。唯一它是独立用的。

二、右手脉的脉药对应

（一）右寸脉：膈间、肺

紧脉，选用桂枝、石菖蒲、茯苓、苍术等。滞脉，选用法夏、石菖蒲、紫菀、砂仁（外邪重时暂不用）。劲脉，选用厚朴、木蝴蝶化燥气，治咽痒，有燥咳加紫菀、浙贝母等。

（二）右关脉

1. 胃：紧脉，主寒主痛，选用小茴香、良姜或元胡、灵脂等。胃酸多，选用海螵蛸、瓦楞子等。劲脉，选用厚朴、半夏等。滞脉，湿滞选苍术、藿香、厚朴、茯苓等。气滞选佛手、枳壳、香附等。血滞选灵脂、元胡、丹参等。

2. 脾：紧脉，如有外寒用桂枝法，去外邪后，将太阳气转到中土，再把肺家药去掉，加淫羊藿（引太阳入太阴脾土）、砂仁、附子。如有内寒选桂枝、干姜、官桂、制附片等。湿滞脉，应行脾化湿，选用藿香、砂仁、苍术、白术、云苓等。如为气滞脉，选用砂仁、公丁、炒小茴、佛手等打开三阴之门。弱脉，选用补骨脂、益智仁、官桂、制附片等。

（三）右尺脉

1. 大肠：紧脉选附子、细辛、大黄、肉豆蔻等，实脉选大黄，枳实。

2. 命门：弱脉选上安桂、硫黄。如出现刀韧脉，为癌脉，可帮助早期诊断盆腔内癌症如子宫癌。

总结：临证认真切脉，在确定各部脉象和完全了解药性及配伍的情况下，则酌情灵活选择配合，不可死搬硬套，与大法相应。

扶阳医学常用药解和配伍药解

扶阳医学的药物及配伍药性解，不同于我们所学的教科书。它的常用药物只有近百种，经过几代人长期对药物实践摸索和药物配伍规律的研究，加之内证，切身感悟，将数千种药物进行分类归属，形气同者，比类而通之，形气异者，因情以达之，使灵者自鸣其豫，虫者各通其天，味厚而气薄者尽其味，气厚而味薄者取其气，平淡而无毒者，必发挥其积极性，刚烈而大毒者尤须善见其所长。据其药理效用，因之而用，务求配伍适当，刚柔相济，经权常变，无罔弗该，以求各尽其功。对药物及配伍药性解都是从药物的气化功能及相互协同气化作用进行阐述的，文言流畅优美，而赋予哲理，无与伦比。

附子

大辛大温大毒（三大者，已经大到了极限），至刚至烈（刚烈之性，无坚不摧，未有不能攻破之理也），且刚中有柔（刚柔之性，言其阴阳合一之性也，非人之所谓其功性专一也），能内能外（入腹之后，借助其升动之性，循行于人体脏腑经络，由里向体表之处发越也），能上能下（言其归经，入肾与膀胱，由肾之里到膀胱之表，再由表至里，言其循行为圆也）。大温坎水，助气化，通行十二经络，为药品中最大一个英雄也。以之治人，人健而身轻；以之治国，人和而国泰；以之治天下，而亿万年皆成盛世也。

本品得桂枝为先锋使，领阳循行，由（坎）内而中而外，使阳布满全身，能防患于未然。得姜草，使火土有用，阴阳得理，气血得调，健强脾胃，而脏腑而经络而肌膜而皮毛之气血，往来有衡，交流无阻，运用有方，身无病矣。得葱白，下入肾中之阳，上达肺阴，内行冲脉，使百脉通达，气血交流，而营卫得以协和，阴阳得以燮理，上安下泰，外清内和，全身自如矣。得细辛，为探源使，使之由内出外，通网油，达三焦，而孔窍自如，循腠理而皮毛，阴出而阳回，邪祛而正扶，凡邪之所藏，无微不到，皆能侦之。得人参，一刚一柔，一阴一阳，引精中之气，由脏而腑而脉而血而气，更能助髓通脑，上资化源有用，而五官灵活，皮色荣润，实水火既济之功也。得白术，先后并举，使水土合德，土覆其水，使水制而不泛滥，而天下平矣。得砂仁，纳木火土皆归于水，使水中之阳随辛润之气缘木上行，仍返入舍，本末皆治矣。得葫芦巴，由肾水入泉底，出微阳转土而达两肾之间，出膀胱而达精窍尿窍之地，与命门相会，循督脉，达心肺之俞，至心窍，上重楼，而循咽嗌，随附子刚烈之性，降逆水逆气入胃袋，分化痰诞，气喘可平。得淫羊藿，引坤土之性，与水相合，入肾窍，环精室，启男女氤氲之性，上通天，中达地，水火互动，乾坤返本，脾肾交固，先后永定矣。与潼蒺藜合用，以形治形，助肾精归精室，而肾之内外充富得大温大辛温熏之炼之，化精为气，气行于中，沤渎交通，达上焦归心归肺，华盖润泽，天君泰然，乾气下行，浮润万物。

乌头，为附子之苗根，毒大，而清浊未分。

天雄得天地之气尚未充分，味嫩气软，可祛风除湿，少壮元之能。

侧子小于天雄，维有化痰破凝之效，而性太微，不足为用，仅偶用之。

附片

大温肾水，使火盛而水沸，精化成气，气升于中，五脏得其营养。气升于上，大气最于华盖，化源可降，中下之物皆得润泽，清浊自然分化，气血自然交流。大辛大温之品，使肾水沸腾，大气得以举行，上而成雾，与沤渎相阶，上下得以交通，阴阳得以互流。大温水泉，启发生机，使肾气归于胞室，气血得其温暖，是胎元易长之意。刚烈之性，鼓荡肾阳，与脾土相合，使水土温暖，气凝血滞可消。起少阴之微阳，与太阳交合，气机乃能运转，生化之机乃能畅通。使天地相接，表里相通。刚烈之性，养生长收藏之气，随日月运行，交纳于元阴元阳之中，使化源不息。温肾精而化气，大起真阳。

大温之性，鼓荡肾阳，升于中上，意使雷出地中，希风雷交作，化阴霾。大辛大温，鼓荡泉水，通行全身内外，意阴静而阳行，诚为处处皆春。大升坎阳，意在天清地泰，使气血流于百脉之中，百痛皆消。大助真阳，补益先后两天。大温中下，使水化气上升，使土运转有力。大温肾水，化精为气，使大气布满廓郭，阳气乃布，阴可得消。益火原，壮水主，使水火两相亲洽，大气乃能升举，二元乃可相合。

大温肾水，水暖而气行，气行而木畅，木乃生火之源，所生之胆火，即肾中之真阳所化，寄居于命门，古人名曰相火，相火即真火也。所生之心火为离中之假火，即君火为凡火，真火居下，熏蒸于上。大温坎水，使水化气上行，而交于华盖，雾露得降，元气可复。

硫黄

味酸，温，有毒。火之精华，产于水石之中，得水气而蒸腾，于上者为天生黄，居于尘土之中者为石硫黄。纯阳之性，纯阴之质，为离中之至阴。得土以养之，得水以润之，此水乃坎宫之水。此性寄于坎中，外阴而内阳，此质寄于离宫，外阳而内阴。以之治人，通达于元阳元阳，使阴阳互相其用，如日月合璧之时，阴阳精两相如用之，魂魄交合有期，如此精神魂魄常相往来，人能知此，可以祛病，可以延年，又可以强身。

本品与甘草、白术合用，奠安坤地。与附子、桂枝尖同用，大壮坎水。与丹砂、茯神合用，补益心神。与龙眼肉、红枣肉并用，使中土常产至宝，火中常发磷光，是引火土合德，交济水火之能使也。

桂枝

气味辛温，有引阳出阴之能。由内而外，分布四旁，仍有皮毛而肌肉而经络而腑而脏，实通达内外之能使也。能引气机由土而木，由木而心肺，仍降于土，多助五行之运化，交流于五脏六腑。能拨动太阳，透达少阴，引微阳而出，交于太阴，使里外通达，气机可得。能拨通太阳、阳明开合之机，扶助内外交通之意。能开启太阳，上达于天，使上下相照，日月得明矣。能引少阴之气与太阳相接，使太阳由水而土，由土而木，由木而火，随脾之运化交达于上下内外。能化阴为阳，拨开云雾。能纳太阳之气，通达四末，使手足与心脑相合。能起少阴之气，与太阳相合，使阴阳协和。

借以为先锋使者，由少阴出于太阳膀胱之囊也。引交太阴，太阴肺脾也，肺脾得其辛温之性，一施运化，一施化源交诸于心，心离火也，真阳寄焉。下与小肠相通，小肠与膀胱相并，膀胱与小肠为心肾之外用，心肾即水火之变化，今用此引水气上升，化气化液，濡润万物，人身筋络骨节皆得其养，气血更能交流。

本品得淫羊藿一出一入，一开一合，以引阳而入阴，以宣阳而化阴，使内外宣通，阴阳协和，而营能守中，卫能护外，人身内外如一，百脉畅调，周身舒达矣。得麦芽、紫菀使金木协和不相侵，气血流通而无阻，肝调而肺畅，脾土乃能运化，心肾乃能相济。得松节、杜仲达关节而柔经络，使阴维、阳维围护于督任，八脉交通，三焦更能有用。与松节相合，达于筋脉骨节之中，能温筋热骨，冀期筋骨中之精血续续不间。得西茴香、陈皮肌腠得理，秽浊可分，脾肺双调，乾坤更能有用。得羌活、白芷开筋膜，发肌腠，肠脏之秽邪可去，薄膜膏油之瘀凝可解，肺俞脾俞之寒痹得宣。得大黄于阳明太阳气机不畅，流露不清，能外开肌腠，内化肠脏之结，瘀去而阳升，浊化而清留，是阴阳燮之理也。得甘草化阴为阳，得生姜引阴阳相合。得附子出水泉，引微阳而布满上下内外，助气血之流通。

桂枝尖领附子雄烈之性，通达于三焦网膜，引阳气上至天空，雾露易于下布，地气更能上升，成为地天交泰之象。用桂枝尖引附子之温由少阴而太阳，后转入太阴，使交通于阴阳会合之处，而阳能化，阴能流，收纳与化机决不停息。

得白术引土气而金而水而木而火，实使五行之运化也。桂枝尖配茅术，化气燥脾，使阳行而阴随，生化可转。得白芍化阳为阴，肌腠中之寒热得解。

生姜

气味辛温，温中止呕降逆，驱邪散寒，温肺化饮。

通神明，逐秽气，化寒湿，平水火，燥土，益四旁，导气血阴阳之传变，助五行生成之气机，更能旋转经络脏腑之间，驱寒除湿，和血通气，因其散中有守，守而能散。如孟子所谓刚大浩然之气，塞乎天地之间也。

生姜通心脾，使火土相运，助火生土，土燥而湿流，湿降而膀胱之气化乃宣。生姜通达神明，引通三焦来往之游行，凡天空中之浊秽尘氛无不冰消。生姜通达神明，心君朗照，脏腑自然分明，气血自然随之运转，一切凝瘀渐渐化为乌有，真阳亦渐渐布满全身筋络骨节，无不调畅。生姜通达神明，与石菖蒲、茯神交通上下，使五气宣明。

本品得石菖蒲开心窍，而神明得其通达，内外得其温暖，务期阴凝消尽。得大黄辛苦并用，苦与辛合，润肠燥湿，并蠲秽浊，心火得其清凉，肺金得其温暖，而肠胃之积滞乃消，心肺之元阴无损。得桂枝尖上通心，下达肾，水火有济，乾坤乃能协调，沤渎乃能有用。得附子水火协和，上下相应，变化有方。得人参益精气而化源充足。得白术中宫乃固，四旁可安。得法夏中宫得理，上下乃通。得藿香蠲秽浊，升降无阻。得川芎同用，辛以破之，破结行气，使胃口开合自然。得炙甘草温暖脾土，引火归土，与神明相接，胸膈之气机开合自然，以利心肾交流。得炙甘草、桂枝尖同用，化阴为阳，使阳气易复。得甘草保卫脾土，通达阳窍，使桂附鼓荡之机，化阴为阳。

甘草

气味甘平无毒，健脾崇土，通四旁达四末，内通脏腑气血，外达肌腠经络。能通阴达阳，引阳入阴，能起阴交阳，有缓和之能使，导药归上归下，归中更能守中，助运化之气机，引阳药到阴分，引阴药到浊窍。

生用：化虚燥浮热，于气血交往有益。

炙用：以甘从甘，温暖中宫，推运四旁，交纳运化，下与膀胱气化得助，上与心肺通调得润。神也，气也，更能四通八达；精也，血也，能润能濡，更能导之以达内外。古人云：甘以缓之，缓即伏之之意也。正气一缓，命根永固，唯诸药之佐使也。

气味冲和，阴阳各半，顺五行之性而传变，转六合之枢而平衡。与辛相合，则化阴为阳，与苦相合，能转阳为阴，能使内外一体，上下相应，燥者不燥，寒者不寒。

如病在火，它协白芍引木气而养之。如病在木，它协地黄引水气而滋之。如病在水，它协附子引金气而育之。如病在金，它协白术引土气而崇之。如病在土，它协生姜、灶心土使火土合德而交合之，此甘草之大用也。

本品与鲜葱同用，一治土，一达脉通肺，使肌腠得理，脉道得通，内外交达，正扶而元气鼓荡，引脉中之邪，由汗而出，外通而内和，是阴阳燮理之妙也。与桂枝尖相合，务期化阴为阳，内外之通达皆成自然。与煨姜辛甘化阳，精液通于五脏，气机传达三焦，使雾露沤渎流行自然。与松节同用，外导经络，内通骨节，而奠安中土。与葱白同用，引火土相合，心脾有用。与贡术同用，助脾强土之运化，交流可畅。

白术

气味微辛气平，益土补虚建中，燥土泄湿。通脾胃，理中宫，调运化，转枢纽，化浊为清，引阴交阳，使中宫之气机，上交于雾露，下交于决渎，清浊可分，升降得灵，三焦得其畅通，内外得其安和，百脉得其调顺，肌腠得其匀润，气血得其光滑。唯健脾强胃，先后永固，助生生化化之良品也。

茅术化湿燥土，分清化浊，网膜无阻，外通肌腠，寒热可分，更达肠胃，二便自调，化邪调中。

本品得桂枝尖化气燥土，泄湿宣中。得茯苓燥土行水，风湿可解。得附子温暖下元，土得其畅，木得其养，于是清阳上升，浊阴下降，凡风寒湿三痹之病，自然得解。如痉、疸二症，得桂枝尖、茵陈、松节佐之，亦自然化矣。得附子、甘草、筠姜、淫羊藿佐之，中下皆温，先后通调，是为标本兼治之用也。得黄芪、人参、甘草合用，能安五脏六腑，交通精气神，使内外安和，但用之须无外邪。得法半夏和胃交脾，上下皆通。得麦芽木土皆调，内外合一。得淫羊藿肺脾乃制，肌腠调畅。得升麻拨转枢纽，奠安坤元。得炮姜安定坤土，分化瘀血，而升降自然。得泡参交合脾肺，金土之生机必旺。贡术安定坤土，引附子之气机，通达于四旁。得补骨脂，使肾精与脾液相合，达于元阴元阳之中，务期昼夜通常。得葫芦巴交纳肾脾，与辛甘同用，大气得以升举，化源随施布令，六合得以同春。

薏苡仁

平淡微苦，微滞微酸，利肺醒脾，充肺养脾，更能滋润网油。直达下焦，阳明气利，则体强而气充，其根能除阳明湿热所生之虫。

本品与甘草合用，得甘草甘淡之品，脾肺皆充，分油脂中之水湿，而脾肺无伤。佐麻黄须开皮毛，而腠理无损。佐杏仁须利气降逆，而肺脾亦无防碍。

淫羊藿

又名仙灵脾，微辛微温，辛温通阳，足九一之数，得金火最富，内通薄膜之纤维，外通皮毛之微阳，有引阳入阴、启阴交阳之能。其物妙能于盛阳之月开花，是至凉爽之阳中也。其一茎之所生必三枝九叶，是导水缘木以向金。且河洛理数，乃一为水之生数，三为木之生数，九为金之成数。一乃水数，九为金数。又说，其用在叶，其叶边沿有细刺状锯齿形，形象似火，谓之金火之用。叶面中脉及细脉均突出，通脉络与纤维，其叶较薄，与薄膜相类似。尖叶淫羊藿，叶片狭长，叶背有柔毛，其类似人之皮毛，能通阳气。后天八卦其入乾金，金生水，然后进入坎水，金为阳，坎水阴，故曰引阳入阴。其入坎，益阳启阴由木而火，故曰有启阴交阳之能。又说，其能引脾土之气，达入乾金，脾土为阴，乾金为阳，故曰启阴交阳。

本品得杭巴戟，阴阳互用（杭巴戟助阴，淫羊藿益阳），骨肉交强（骨属肾，肉归脾，二者合用之功），使体壮而身轻（阴阳得补，先后天得壮，故而体壮而身轻矣），遗精滑精之病可消（肾精得固其病可消）。得胡桃肉通脾肾而养肺，使筋肉丰满，而营卫协和，风寒湿难于侵入。得杜仲、桂枝尖太阴太阳生之化之，源源不息。得附子、甘草先后天并茂，五脏丰盈，水土火环转自如，年虽老而精力不衰。

砂仁

气味辛温而柔，理气化凝，化精输精，由上而下，由下而上，由内而外，由外而内，纳五脏之精气归肾，更能使肾精气而合五脏，精气神赖以助之。

本品佐干姜、白术通五脏，而津精气血液可与营卫协和。合附子引刚烈之气，由柔性而达于宥密之中，使元阴元阳升降得宜。合桂枝尖引太阳出太阴，通达于交会之处。与淫羊藿使阴阳偕行，精气运化，脏腑安和，神气泰然。与补骨脂分清中之浊，浊降而清升。与葫芦巴使先后天之精气，源源不竭。得核桃米益肾滋肺，随砂仁入网膜而达脑海，补髓添精之要药也。

益智仁

气味辛温，通肾达脾，温肝益智。

本品与吴茱萸并用，行肝木之郁，化水土之寒，温精开智。男子遗精、女子带下可医，下部冷痛可疗。与石菖蒲、细辛同用，开心窍，启肾气，使水火相合，火明而水温，气化而津畅，神魂可定，目明耳聪，而心灵手敏矣。与姜、桂同用，启肾宣心，臣使治节得令，新君亦泰然矣。与附子、吴茱萸同用，使肝肾温暖，木畅而气升，化源有归，痛症乃消。与白术、甘草同用，使脾土温和，运化交流，五脏之气机，皆得其畅矣。与补骨脂、葫芦巴同用，温暖下元，精能化气，气化流通，下元虚冷可医。与菟丝子、潼蒺藜、桑螵蛸同用，男子遗精不种、女子带下不孕，皆能使之调和。

白蔻

气味辛温，行胃中之滞，引胃气与脾气相通，开胃和胃，助脾之运转。温胃快膈和中，扩充胃囊，使廓郭开朗，食欲可进。启胃阳而纳谷有嘉，开启贲门，肃清胃囊，引胃气上通于心肝，膻中更能有用，下通于脾与小肠，使传化循行无间。

本品与桂同用，使胃气温和，食健而血生。与五灵脂、炒麦芽同用，行土木之郁，化胃中之痛。与藿香、半夏同用，降胃逆而呕吐可止。与吴茱萸同用，使肝胃调达，开郁止痛。与人参、甘草同用，使土运而金畅，木郁得调。与炒麦芽、干姜同用，开胸快膈，胸痛胃痛可医。与附子、桂枝尖同用，解胸腹之胀满，使土运而水行，清浊分矣。与厚朴、公丁同用，降逆温中，使气机上下交通，痛胀乃安。与砂仁通胃纳气，正阳合阴。

上安桂

百年以后之老桂树，生于热带者佳；下有温泉，此山必产此物。

气味苦辛，温血化凝，行气热血，有化瘀生新之能；通经达络，行气和血，助阳化阴，有生化之功能。

本品与甘草合用，辛甘化阳。与附子合用，刚柔调济。与参、术并用，暖脾温肺，使气血交流无阻，运机化机交合有方。凡气短可与附子、干姜并用，通达于元阴元阳，引气血运行于全身内外。得鹿茸，气血双补，温精化浊，益髓丰脑。凡用脑过度、气血衰少之人，皆可用之，但分量不宜超过鹿茸。

葫芦巴

气味辛温，暖肾益精，引土养木，滋肾益肺，生肾精，强骨髓，壮骨气，使骨壮而筋和，筋柔而气通，气畅而血流，气血交流，而筋骨肌肉皆盛矣。

本品得附子、干姜同用，使水土温和，气化运行不息，营卫协和有定，使五液畅通，五脏安舒，自可延年益寿。与白术、甘草、干姜同用，使三焦畅通，精气流引，食化而津生，津富而血强，血强而脉调。今百脉调和，眠食自然，筋骨肌肉皆壮，亦延年益寿之法也。与菟丝子、枸杞同用使阴精阳精封固，益髓添精，为生生不息之法也。与韭子、砂仁合用，启肾阳，益肾精，精气充足，运化大行，先后并茂，弱者强，老者壮，脏腑经络骨节，皆成自如。

补骨脂

气味微辛微温，为肾脾之要药。强肾精，引肾阳与脾相合，滋脾液，健脾阴，引脾液交流于肾宫。

本品与淫羊藿同用，引肾阳而达脾土，脾燥得运，运化气行，而脏腑得调，生化乃依。与附子、白术同用，使水暖土燥，而精气流通，枢机乃畅，气血交流，营卫乃行矣。与干姜、甘草同用，使火土相通，运化大行，阴精阳精得会，生生不息。与葫芦巴、益智仁同用，温肾益脾，精行而气畅，气行而血随，使气血交流畅旺，五脏六腑之通达自然，亦强身之本也。与砂仁、上安桂同用，使五脏通调，营卫偕行，内外安和矣。凡男子阳痿精冷、遗精淋浊之病可医，女子下元虚冷、白带崩漏之病与经期痛胀之疾，或久不孕育，皆能治之。

杭巴戟

微甘气平，补虚损，引阴交阳，达骨中，循经络，壮肌腠。

本品得淫羊藿使微阳与脏阴交合，使津升滋肺，由筋而骨而髓。得黄精壮肌肉，束经络，内通空窍，外达肌肉，使水湿不留，骨坚筋柔而身轻。得黑豆滋肾益脾，五液流畅，经络得养，骨润而坚，老大不衰。得杜仲充薄膜，宽网油，使带脉之收放自然。男子少腹腰痛之疾、女子经期之病皆可医，而孕育绵绵，带下亦无矣。得蛇床子内通子宫，生精生血，心阴中之湿蕴，浸淫之疾可治，而瓜瓞绵绵。得菟丝子分精行血，癸水不停。与桑螵蛸合用，任带交流，维脉得护，白崩血崩皆无，经期可调，生生不息矣。

菟丝子

俗称没娘藤子，气平微甘，滋肾水，养筋润络，引经气通达于经络骨节之中，骨壮而筋柔。其子润有脂膏，自能生津益气，而长肌肉也。滑泽之功，久服生精，则目明而强且寿也。

本品与蒺藜、补骨脂、枸杞同用，凡男子遗精漏尿、女子白带淋滴，以此暖之。与续断、杜仲同用，使经络柔和，周身薄膜皆得其畅。内通肾脾交合之处，外达营卫协和之区。与桂枝尖、附子同用，引精气由筋而骨而肌腠，润肤热肉，凡周身隐忍欠灵之疾可治。

枸杞

味甘气平，生肾精，灵心神，益水土，启肾中之微阳交达于咽嗌之地，凡咽干舌燥宜之。此物为天地交泰之能使，久服延年长寿。能益水中之精，濡润肝脾。能滋补任癸，益精益髓，使肾心相会，加强脑力。

本品与胡桃肉并用，添精补髓，益肾滋肺，病人好颜色。与圆肉、枣仁并用，益智安神，肾强而心灵，延年多子。与杭巴戟、淫羊藿并用，引元阴元阳之精气，交会于乾坤立极之地。久服返老还童，凡用脑之人皆不得衰。与蒺藜合用于殿后药中，大壮脾肾之精液，先后两得其茂。

肉苁蓉

气味微甘微咸，得水土之精而成。马泻精落地，与地质相合而长，摇取得用，海盐养之，滋肾精补骨髓，有阴阳会合之妙用。润骨养筋，凡骨空、骨痿、筋痿之疾可治，男子精气不足不收、女子带下淋滴均可用之。

本品与枸杞、菟丝子、蒺藜并用，使任癸两水和合，使精气能收，凡男女久不孕不育者可用。与砂仁、附子同用，引气归肾，化精为气，滋润经络，骨节皆得其养。与葫芦巴、益智、补骨脂并用，补益五脏，脾肾肺之生机化机更能有用。

黄精

味甘微有黏性，与脂肉相似，充肌肉，壮筋膜。因质粘而生脾液，脾液丰富，腠理微密，脾壮而身轻，土富而金生，金足而水丽，水丽而木养。使木气调达，木畅而火生，火为人身立极之本，本强而全身富庶，寿域乃可同登。

本品与杭巴戟、淫羊藿并用，壮筋骨，肥肉，血脉调和，骨节灵便，皆阴阳变和之理也。与桂枝尖、白术同用，使阴阳交互，气血交流，脾运而气升，五脏皆和矣。与姜、草同用，辛甘合化，阳运而阴行，阴转而气流，气流而血畅，人身赖此以养之，而病不生。与牛肉、附子、干姜同用，壮骨髓，充骨节，筋润而脉和，身轻而力壮。与补骨脂、胡桃肉同用，生骨髓，填肾精，滋肺源，悦颜色，生生不息矣。与补骨脂同用，引肌肉与筋骨相连，使肉丰而骨坚。与杭巴戟相配，甘辛一起，化阴为阳，助气血交流于内外，骨健而身强，久久元气回复，百病皆消。与韭菜同用，生新血，使肌肉润泽无燥，筋络柔和灵敏。与附子同用，大温精气，会合于百骸之中，自然营卫协和，四肢渐渐灵动矣。

桑螵蛸

即螳螂之母，结桑树上得名。味辛咸微苦，性平，多子，益精虫，滋壬水，男子得之精富，女子得之无带且生育不寡。

本品与乌贼鱼同用，滋肝润脾，使木土协和，周身气血畅流。与桂枝尖、白芍同用，使阴阳调和，气血无凝滞之疾。与杜仲、当归合用，使阴阳调和，气血无凝滞之疾。与菟丝子、枸杞、白术并用，生精生液，筋柔而骨壮，髓充而脑富，并滋化育。与淫羊藿、杭巴戟同用，富氤氲之性，助生生之长，与胡桃肉同用亦同。

山茱萸

气味酸平，收肝敛脾，凡肝阳过急之人可用。

与桂圆、荔枝肉同用，治肠滑、遗尿之疾。与熟地、当归同用，凡妇人精散带下用之。与怀药、杜仲同用，凡任带不收之病可治。与西茴香同用，引气血归于肝脾，使瘀化而新生，痛即乃已。

黑豆

味甘，微寒。野生者佳，生于河堤，垣利草而生，其形与黄豆相似，但小，皮黑，肉黄，得水石之精最富。有健皮壮肌之性，更于引脾液通达于骨髓。

本品与黄精合用，坚筋骨充肌肉。与淫羊藿、杭巴戟同用，引阴阳之精气，互相助长，坚骨柔筋。与胡桃肉、巨胜于同用，大滋肾精肺液脾液，使精气长养于肠胃，并助肺之化源，脾之转运，久久服之，精气壮旺，肌肤润嫩不老，壮骨筋不衰。与贡术、甘草合用，健立脾土，奠安四旁，使水运行不息。与枸杞、蒺藜合用，添精益髓，壮智生魂，瘦人可常服之。

巨胜子

气味甘平，微辛微温。生津生液，润肠软筋，有柔和筋络之能，润肠化燥之效。有黑白之色，黑者通肾润肠，白者由肺降肾。凡精血枯槁，内而大肠燥结，外而肌肤甲错，皆可用之。

本品与胡桃肉、黑豆、枸杞并用，使肺脾肾三者受益。与木耳、韭菜同用，润肌肤和经络，能化瘀生新。与白术、甘草同用，使脾之润燥合宜，运化可行。与菟丝子、肉苁蓉同用，引精髓活跃于骨空，使骨节筋络老大不衰。与肉苁蓉、麻仁同用，益肾精，滋肺液，泽大肠，五液可分。

五味子

五味俱全，唯酸独甚，其色黑通肾，有敛寒水之能。

本品与细辛同用，一开一合，一起肾中之阳，一敛水中之阴，酸辛相合，阴阳齐动，气升于木，缘木升达于心，使水火有济，凡肺燥气逆之疾可调。与桂枝尖同用，升少阴之水交于太阳，化气上升，移归于木，木得其养，土木交功，气化乃行，阳气得宣矣。与附子同用，使水温而气升，气升而土暖，土暖而金生，金生而木调，令四气调和，天君得其泰然。与紫菀同用，水气上升，化源畅旺，全身百脉皆调。与姜同用，木火调达，汲肾水归于上焦，化阴霾而阳气全布于华盖，雾露润下，五脏得其调矣。与砂仁同用，纳五味之性通达于五脏，五脏之液，互相流濡，土之运化，更有力焉，胃之收纳，必有力焉，清浊之倒悬，亦由此化焉。

杜仲

微苦气平，通薄膜，延经络，接腠理，有通达神经之妙用。内联骨，外联肉，引五液而润筋养骨，凡大筋弛长、小筋软短之病可治。凡精神萎靡不振之病，用此引精交达于经络骨节之间，神经得其敏活。

本品与潞党参同用，迎精气归于筋络，使筋柔而气和，脉畅而心宁。与秦归同用，引血液濡润筋络，肝得其养。与陈艾同用，调和脉络，生新去瘀，凡任带中之软缩，用此化之导之。与松节、补骨脂同用，使髓充而骨壮、节灵而筋柔。与桂枝尖、附子同用，使气化大行，精液随流于骨间，而阴阳可接，气血相依。与续断、桑螵蛸同用，女子带下半产，腰痛酸软之病可消。与葫芦巴、胡桃肉同用，补肾益脾，更能滋肺。与蒺藜、补骨脂、益智仁同用，化阴为阳，引阳归阴，而阳痿、遗精之病可疗。与枸杞、菟丝子并用，添精益髓，迎阳归舍，脑空而健忘之病可消，头昏眼花失眠之症可调。与柏子仁、熟枣仁同用，调和心肾，与肝脾相协，而心悸失眠之症能解。与续断、当归同用，续接经络，润木镇风，病去而经调，生育畅茂。与陈艾、阿胶同用，如女子经散、气坠、崩漏、淋漓、虚痛诸病可治。

续断

味苦微涩，有续接纤维之能。

本品与杜仲同用，迎精血归经归络，通幽达微，接续纤维之能使，凡弛长软短之病可治。与益智仁、补骨脂同用，养心益肾，使心肾相交，而睡眠可稳。与松节、杜仲同用，迎纤维，连筋络，活骨节，而身强力健，周身灵活矣。与白术、甘草同用，壮健坤土，而五脏皆调。与人参、白芍同用，调木益气，使气血流通，烦躁、瘙痒之病可消。与生姜、甘草同用，凡女子经期乍寒乍热可解。

鹿衔草

即草灵芝。此物独枝奇叶，中含有乳汁，采于深秋，味微甘、微苦，性温，气薄能达到周身歧脉，凡带脉皆能通之，能引气归血，归经。更能通经透骨，行血凝滞，久久腰寒肾冷酸疼，阳痿遗精健忘诸症，皆能治之。

本品与牦牛肉、黄精同食，壮经络通骨节，通肌肉，久久轻身健行。与淫羊藿、杭巴戟同服，通达于阴阳交合之处，诸脉分歧之地。服之久久经络柔润，骨节轻便，步履灵活。与鹿茸同服，壮筋髓，益耳明目安魂定魄。服之久久身轻无病，六淫不相侵，七欲不相扰。

骨碎补

俗名吊檐姜。微辛微苦，理肌肉，调胃结，通牙床，引阳明经络之要药也。

本品与松节、茅术、桂枝尖并用，化太阳舒阳明，凡寒积聚于阳明经络之中，薄寒恶热能解。与天麻、防风并用，风湿凝于肌腠，皮紧头胀两侧痛难忍者可解。与葱白、生姜、甘草并用，使脾胃交合，脾安而胃和，外邪自已。

鳖甲

鳖，水族也，性阴味腥，纯阴之物，得水土之气而成，肉性阴而甲微阳，得阳而行，得阴而长。含此物禁与苋菜同食，如误食之后，生血蛊。立用雄黄末一钱，甘草三钱，红糖姜开水吞服可解，遇甘草、雄黄消甲毒，阴毒亦解。

合升麻一行阴一行阳，而阴毒阳毒可治，但治之宜早，过七日难矣，用者须审慎周详，慎勿忽略。

西茴香

西茴香，香甜之品，微辛微温，无毒，调肝和脾，开郁宣滞，化阴通阳，气滞寒凝可解，痛胀腹满可化，气凝血滞可行，为调肝脾之圣药，用时宜炒。

本品与桂枝尖、干姜同用，引心火而达脾宫，启肾阳而达木气，生机化机皆畅。与附子、白术同用，温肾暖土，气化而运输灵活。与吴茱萸、公丁同用，调脾胃之滞，温舒肝气，脘协腹痛可消。与菖蒲、良姜同用，理心胃间之壅滞，调肝脾处处之滞机，而腹痛胀满之疾可消。与香附、玄胡同用，凡气凝、水凝、寒凝之疾可解。与当归、红花并用，可破气行瘀。与川芎、郁金并用，凡膈间之气阻血阻可调。与五灵脂、上安桂并用，肝痛胃痛之疾可医。与葫芦巴、益智仁同用，调肾脾，而水寒土冷可温，能通达太阳少阴，而内外交通矣。

南藿香

温辛微温，香通脾胃，清洁尘氛，又通肺窍，又开膻中，能内而外，引膈间之秽浊，外出皮毛，上通鼻孔，下出魄门，为分清别浊之能使。

本品与白芷、陈皮同用，理腠理，开皮毛，凡四时不正之气，伤及清窍，以此开之，化之，一嚏一汗而解。与厚朴、半夏同用，开胸膈，降冲逆，疏膜原。凡廊郭不清，胸膈不开，昏闷不解，以此开之解也。与生姜、葱白同用，启膻中，快胸膈，疏脉道，凡秽浊壅塞清道，重楼不畅，呼吸不顺，以此引之。外取微汗，上开喷嚏，下通二阴，用此分清别浊，上下清

澈，邪去而正扶。得石菖蒲通心达肺，迎肾中一阳，交于上焦
雾露之中，天地之尘氛，一扫而清。得升麻分清分浊，内和而
外舒，一切秽浊冰消。

藿香扫尘氛，蠲秽浊。得煨姜温中宫，行运化。得附子、
桂枝尖化胃中之浊，引膈间之滞，与桂附连成一气，大气得以
升举，精血可能流通。与紫菀同用，疏导肺络，通达气机，馨
能通幽。与茜根同用，理气中之滞，疏三阴之络，达于三阳，
使阳动而阴行，瘀流而正安。

南山楂

味微酸微苦微甘，化肉积，消菀陈，理肠胃，行脾滞。

本品得炒麦芽使肝脾相通，醒脾而舒肝。得砂仁理脾胃，
和五脏，而中枢运转。和桂、术化阳分之湿，脾旺而水积可
行。合干姜谐火土，而顽积可化。合硼砂化肉积，而痞疾之病
可医，蟠蛴之痛可安。

陈皮

气味辛平，微苦，行气开郁，外通皮毛，内通网络，通脾
肺而疏肝，达重楼而开膈。行肌腠，化纹理之壅塞。

本品得南山楂、茅术行水气，而消肉积。得苏子、白芥子
降痰凝而菀陈可消。得姜汁、桂枝尖上下通行无阻，内外开合
得利。得人参、甘草益气调血，二气可平。与葫芦巴益肾脾之
精液，可润肠通胃，清浊更能分化。与淫羊藿引阴阳之会通，
使升降循行无阻。与防己、芥花，引开肌腠透出皮毛。与升麻
拨转气机。与厚朴降逆归下，上中之膈无阻。与甘草奠安脾
土。与葱白引通脉道，务期疹瘀从气机鼓荡而出。得苍术拨通
肌腠，期微汗为要。

法半夏

气辛微温而烈，采于夏至之半，法制则气平矣。有降逆之能，通卫之效，化痰消浊。降胃中之逆，引胃与脾相协，使上通而下达，胃中之污秽降归于肠。

本品得制南星分化浊气于二阴。得石菖蒲、紫菀疏肺络，豁膻中，而清浊可分，吼喘可平。得茯苓、姜汁气化乃宣。得白芥子引痰涎下降于大肠，降胃中之逆气，引诸痰水归于水道，蠲痰而喘可定。得桂枝尖、茅术行水化气，引太阴之脾湿，降肠胃痰湿，使少阳之枢纽能上能下，能开能合，太阳之气机无不鼓荡运行。

石菖蒲

生于水石之中，气味辛微温微苦，通心窍而达重楼，入水底而引微阳。

本品得茯神行浊水而上升清气，开心窍而布令膻中；微加朱砂，以镇灵台，神魂得安。合葱白开心肺之窍，分清浊之路，痰喘可定，迷蒙可解。与蓖麻叶同用，疏重楼，行秽浊，清浊分矣，哮喘定矣。加甘草而阴霾散去，妖氛可清。与远志同用，开耳宣聪，迎精气，通达于清窍，化浊阴，荡涤出二便。

天南星

气味辛温，苦，有毒，法制乃用，性刚烈入空窍，达膈膜，循网络，清澈三焦，荡涤肠脏。凡空窍中有尘氛瘀浊流而为痰，以此豁之。如清道中阻碍呼吸，哮喘气急，无论风寒湿所阻凝，皆能化之。降膻中之痰涎，归于决渎。辛苦之味，辛以润之，苦以泄之，化胃囊中之污浊。

本品佐法夏使分化降逆有力，拨动阴道降清中之浊，起浊中之清，升降自然。化上膈之痰，逆降于沤渎，水道得通，气机得畅。降胃中之污秽归于沤渎，拨网油调烦逆，使网油中之脂膏流达于筋络，转逆为顺之意，亦降浊之意也。与法半夏、姜汁同用，洁净肺腑，开通道路，使重楼膻中均得宣调，上焦可乘雾矣。与紫菀、陈皮同用，疏肺络，开毛窍，使内外通达，尘氛可去。与厚朴、桂枝尖、茯苓并用，而气水行，决渎可通，上下相照，中间瘀污尽蠲，一切饮症皆能化之。与白芥子、马兜铃、杏仁并用，开膈快肠，使中州决渎，气化朗行，上窍得其清，呼吸皆成自然。与附子、细辛同用，温水泉升大气，通幽门，使三焦膜原无纤之扰，一切风寒凝滞之病皆能化之。与法半夏、厚朴同用，引法夏、厚朴之气，流归于肠胃，使浊阴易于下降。与石菖蒲引通膻中之窍与贲门相接，胃中之痰涎可化。

与胆汁、法半夏、陈皮制成胆南星，具有一行阳道，一温经络，化网膜中之滞机，引清道中之雾露，布满于百脉，百脉流通无阻，稚阳逐渐启发，是推陈致新扶助生生之理。

胆南星与法夏同用，豁痰降逆，隧道可通，通达肠胃，痰涎可降，肺气得清，化源更有攸归，降逆化痰分清别浊之意。

白芥子

气味辛温，润化为主，豁痰中之水，行血中之凝，凡阴阳中有杂邪裹聚者，皆可用之。能化顽痰之凝滞，清阳易举。能化胃中之滞，使络畅膜原可开，凝滞便消，气机更得畅矣。

本品与茯苓、桂枝尖同用，化气行水，消瘀化结，化阴为阳，阳气流通，阴霾消散，清升而浊降矣。与法半夏、厚朴同用，降逆定喘，化瘀生新，引通道路，一切痰饮皆消。与紫菀、杏仁同用，疏肺络，润燥降痰，凡痰壅于上，燥结于魄门者，使上开而下通，九窍皆清。与制南星、陈皮、上安桂同用，温气和血，气温而血流，化痰消凝。与姜汁、石菖蒲同用，行膻中之滞，化贲门之壅，上膈开朗，中下得畅通矣。与附子、细辛同用，化水中之阴为阳，肾中之阳为气，下焦温暖，上中亦得清朗。与天雄同用，拨动火炉，温暖水泉，使水气沸腾，升于天宫，便清道明。与厚朴同用，引导群阴归于坎地，通达膀胱小肠与决渎相合，使精气上升，浊阴从二便而出，为彻通天地、拨动枢杻之旨。与杏仁合用，降脾胃中之浊阴归于下焦，决渎可分。与姜汁合用，洁重楼，通壅道，而升降得成自然。

紫菀

即女菀，微辛微苦，有启菀陈之能，有疏络润金之性。

本品与陈皮同用，调肺疏络，凡风痹痰痹可平，虚燥口干可清。与附子同用，引肾气达肺，而气行血行，痰化凝消，寒咳气壅之病可治。与桂枝尖同用，使乾坤交合，而天清地宁，凡壅塞清道之病可化。与姜草同病，阴阳协和，气化得宜。与法夏、制南星同用，分清浊，洁化源，而上下无阻，气壅可平，痰喘可医。与茯苓、白术同用，渗淡行水，而肺络可疏，气壅可平。与蒲黄、炮姜、陈艾同用，化瘀血，导隐痛，失血便血可蠲，凡女子月信失常，少腹隐痛，气血交阻可化。与香附、木香同用，理结气而癥瘕痞块能化。与麒麟竭并用，化气中之血，血中之滞，凡肝脾中之郁结，女子血块气痞，带下久冷，佐桂枝尖一切皆消。与麻黄、葱白同用，内达百脉，外行皮毛，风寒热交作之病，使外通而内和，寒热自解。与白芥子、杏仁同用，降肺利肺，疏肺导肺，而清阳中之浊阴可化。与皂荚仁化肺痈，调肺壅，生肺液，化清中之浊，消气中之凝，使络疏痈脓可化。得上安桂化血瘀。得砂仁导气滞，化精气，而肾肺相合，精液流行，气化大行。精凝血滞，气化不宜，化源不畅，用此肾肺双调，皆能治之也。

贝母

苦平之性，疏肝郁之要品。凡虚咳烦躁，皆能用之，寒郁木郁皆能调之。疏肝理脾，木成调达之相，土成燥湿之机。

本品得茅术、广皮理脾疏肺，痰涎可下。得桔梗引清道之浊滞，而咽嗌畅利。得白芥子、紫菀，导肺胃之凝痰，而气喘可调。得杏仁、法半夏，降上逆利肺胃，而风痰久凝之滞可消。得巴豆化大肠之冷结，而凝瘀可清。得厚朴、茯苓胸满气喘之病可调，水道可通。与紫菀同用，疏肺理脾，导经络之血液，处处润泽。与淫羊藿同用，引正阳归于脏阴，起脏阴之瘀蕴，随机而运化。与枇杷叶同用，引清阳之气，脏中之血，外交于皮毛，内濡于经络，三焦重楼处处皆通。

桔梗

微辛微苦，有开提之性，分清别浊之能。

本品得甘草行土之运，清升而浊降，凡清窍之虚燥皆除。得紫菀、广皮疏肺开肺，行清道而咽嗌得利。得苏子、葱白脉道清气化行，膻中喉间之壅塞得通。得杏仁利肺气，升降可知。

杏仁

微辛微苦，降逆疏肺，豁痰降中，外通皮腠，下润魄门，能降利肺中之浊。

本品与紫菀同用，疏肺润肺。与陈皮合用，内通关膈，外通皮腠。与细辛同用，开脾迎肾，金气得润，水气得化，上逆降矣。得贝母疏肝气，通火土之郁，平肝木之滞，咳嗽可宁。与大黄同用，肺与大肠皆通，润下开上，痢疾可消。与白芥子同用，肺肠之痛可下。与淫羊藿同用，起肾中之阳归脾归肺。与艿姜同用，温暖中宫，助土之运转，是升清而降浊，温中而暖四末之法也。与蛇床子、白芷同用，消尘垢，扫秽浊。与花椒、陈艾同用，制风清血，瘙痒得安。与升麻同用，分清别浊，使阳升而阴降，气布而血随，意在润泽肌腠，营卫之交养更能有力。

马兜铃

微辛微苦，疏薄膜化滞机，凡燥湿相凝于薄膜之间，或脉络之处，皆可引而通之，滞去而气机畅矣。其形似铃而空，通润肺膜，通肺达膻中，使膻中与肺之耳叶刻刻开朗。

本品得紫菀、杏仁并用，疏络降逆。得贝母、陈皮并用，开皮腠，疏郁结，使肝脾调畅。与法半夏、制南星并用，降逆豁痰，浊降而清升。与苏子、白芥子同用，引清道之凝瘀，降归于下。与厚朴、姜汁同用，通上焦之壅塞，引归肠胃而痰涎下行。与紫菀交互而行，使浊降而清升。

款冬花

辛平，冬季开花，春季果熟，清肺润肺，凡燥气逆于重楼清道之处，皆可用之。

本品与紫菀、杏仁并用，疏肺络而利肺气，浊降而清升。与射干并用，利喉咽之微痛微燥。与麻黄、细辛并用，理皮腠

125

化水逆，使内外开通，浊去而气调。与生姜、法半夏同用，润燥利气，浊阴乃降，清阳得升。与陈皮、浙贝同用，理肺肝，疏菀陈，而上下开豁。与葱白同用，引经络之血泣，使气开而血流，脉通而凝化。与马兜铃、甜杏仁同用，使心肺协和，化源得清。

白前根

微辛微温，降逆行结，化阳格阴格之菀痰。

本品与紫菀同用，疏肺络之瘀污引入胃口，得白前之开膈引入大肠，痰涎可下。与桂枝尖、细辛同用，开化膀胱疏导肠胃，引膈间之菀陈，由糟粕而下。与白附子（宜炒）、法半夏并用，凡吼喘喉紧之疾可消。与姜汁、细辛、甘草并用，开关快膈，凡三焦元通之处有瘀可消。与法半夏、杏仁并用，降逆利气，润肠豁痰。与陈皮、苏子、白芥子并用，开皮毛，洁肠胃，而顽痰可消。与茯苓、泽泻并用，分喉间之痰水，消膈间之瘀塞。与皂荚仁、白芥子并用，肺痈脓痰可下。与厚朴、南山楂并用，疏滞气，化肉积，凡油腻之疾可消。

瓜蒌

气味微寒微苦，色黄似铃，生于春，而长于秋。内有实膈，通达上中下三膈与网油，润土清木，理肺开膈，化郁引清阳，疏三焦网油气机之滞。解胸膈舒胃囊，与脾胃两土相合，镇呕镇呃。

本品与藿香同用，化秽而迎新清。与桂枝尖同用，迎阳而化瘀。与茅术同用，化土中之秽浊，迎肾中之清阳归于肺膈，肺中之化源与运化相合，呃逆郁结消化于无有之乡。与甘草同用，助土之运，助气之行。与麦芽同用，木土无侮，胸膈自开，廓郭清朗，清雾与浊雾自然畅利。与陈皮同用，开内膈，达腠理，通皮毛，使内外交相通达，脏腑得输，应运自如。与生姜、葱白同用，脉道通行，神明毕照，阳光四布，一切抑郁皆解。

茯苓

渗淡之品，平淡之性，利水通淋，蓄尿蓄血可医。化太阳之气，行太阴之湿。

本品得桂、术宣化膀胱，上开胃口，沤渎之壅塞可行，内通外达。得人参、甘草，地气升，天气降，乾坤得调，阴阳得理。得姜、附使中下温暖，上下清澈，而脏腑调和，内外安舒矣。得上安桂助心阳，安心神。得桂枝尖、吴茱萸、甘草化阴气而正气无伤，温中化湿，脾胃调和，使凝邪易消。

茯神

气味甘平。松为常青不老之物，得地之气而结苓，吸日月之精华而成，有安魂定悸之使，利水之能，化气之功。

本品合桂枝尖、松节理肌腠，达关节，化膀胱。与五加皮同用，使寒湿由汗腺而解。得柏子仁、杜仲通心脾，调薄膜，而惊魂之梦可治，血泛血高可平。得朱砂、枣仁镇惊悸，而魂魄各安其位。

朱茯神

气味平淡，为渗淡之品，镇定心神，通肠胃，分清浊，行水道，调脾胃，引水下行，导气上升，使阴阳之升降无阻，水饮、气滞、肠结、二便有碍可用，更能导上焦中之浊阴交于沤渎。

朱茯神药解请参见非附桂法类型。

麦芽

气味微甘，有冲和之性，富生生之能，肝之本谷也，疏肝理脾，使木土交攻无刑。

气味和平，理肝和脾，使脾胃无阻，肠胃得调，食饮易化，腑脏可通。凡肝郁气郁、肝脾收缩，火不温土，以调理之，小儿老人，虚弱尤宜，用时宜炒。

麦芽调肝之凝滞，脾肝得治，上下更能交通，肠胃也得快畅，薄膜肌腠内外通达，营卫协和，内外照顾，手足可温，血液随阳气而行，冷汗即解。

本品与甘草相合，由脾而肝，火还土中，入肺而肾，金水相生，上下交流。与南楂相合，化气滞，行血瘀，消肉食，通肠胃，生化之本也。合半夏、制南星化痰涎，降浊阴，而哮喘气壅可平。与桂枝尖相合，麦芽解肝脾之郁，使水土木互相调护，骨节筋络枢转自然，与桂枝尖一起，阴阳一气，全身都化成太和之体，是转危为安之意。同姜、术助火土，使化机畅达，生生不息矣。与姜相合，麦芽解肝脾之郁，使木调而脾充，更助生生之机，生姜通达神明，使二火相照，上下更能相亲。

柏子仁

气平微辛，柏为常青之灵木，其子得乾金之气最富，通心安窍，引魄引魂归舍，魂魄交合，阴平阳秘矣。凡睡眠不足，头昏眼花皆医。能宣心包之结，使君火放明。能引精汁归于心宫膏肓，常常润泽，如灯中添油之意。

本品与远志、石菖蒲同用，使心宫开朗，引坎中之微阳而归于离，凡神魂不安之病可治。与龙眼、益智仁并用，宁心神，强肾志，引水火之交济，助阴阳之安溢。与枣仁、荔枝肉同用，使水土火贯通一气，中安而上下得通，并能上下相照，人身内外须纤毫之邪气不得侵入。与枣仁并用，同达于离宫，魂魄乃定，睡眠必增。与朱茯神同用，镇心神，洁膻中。与西砂仁同用，纳肾气，上交于心，使胆镇而膻中得灵。能与砂仁同谐于膻中，使臣使自然，天君得其泰然，火土传其化机，而营卫阴阳自然协和，升降无不得其畅矣。

枣仁

味酸气平，通心达脾，有收魂敛魄之能，补虚损立效。能益脾宁心，使火土合德，上下刻刻相通，天地得其清朗。

本品与甘草同用，水火交济，心肾安宁，神魂乃敛。与茯苓同用，利凡水而心宫得清。与川芎同用，解肝郁而心火得明。与知母同用，引坎水而交离宫，水升而火降，神魂有归。与淫羊藿同用，引肾水之阳与心中之阴相合，脾之运行乃化。与龙眼、柏子仁同用，甘辛互用，火土木谐调，肺肾亦相通矣，神清气爽矣。与人参、白术同用，火土金互相调和，神敛而魂藏，睡稳可安，五液得润，虚烦浮躁之病可解。与远志肉同用，引通心肾，使水火谐和。与胡桃肉同用，滋肾益肺，使精气濡润于经脉之中。与黄芪同用，引肾气交于心肺以上，使心肺清明，去虚烦之意。与柏子仁同用，引脾中之液归于膻中。

龙眼肉

味甘气平，宁心益智，安魂敛魄，使心肾通达，元阴元阳交和自然。

本品与甘草、白术同用，益火生土，益精助火，迎水养木，使五脏调和。与淫羊藿、酸枣仁同用，引心脾通达，肺肾受益，凡不食不眠可治。与附子、干姜同用，使水火交通，上下得济，营卫交合更畅，五液源源不息。与砂仁、益智仁同用，迎坎水归离，心阴归下，肺源得降，水精四布，天清地泰。

人参

气味微甘、微苦、微温，气平。生津液，养五脏，益五气，生五液，调营和卫，充脉和肌。引肺中之气交于中，又能导脾中之精气，上润心肺腑脏，皆能调胃和脾，润肠脏，导气机达于营卫，从而润肌腠皮毛，唯补元益气之通达药也。

如人参难购买，以潞党参、泡参代，但量宜重。

本品得甘草调脾生津，而肺津肺气皆足。得附子交阴交阳，互为其用，温气温血，能守能镇。得白术脾肺交达，肌肉丰盈。得淫羊藿，二物平衡，迎阳归阴，引精归肺，肾脾肺三者均受其益，如雾如沤如渎，皆成自然。得大枣火土之性，能生能化，养心滋肺而缓脾，如此火金土三者相并，全身之气血通畅，神魂安矣。

黄芪

气味甘平，生于乾坎之间，入土最深，下达黄泉，直伸无曲，且无旁枝，故能引泉水由冲脉直达巅顶，凡清窍皆得其益，且能润筋骨肌肉。引泉水升于艮山，由震而巽而离，成为天地交泰、乾坤合和之用也。引坎中之阳，交于离宫，转输巅顶，充润髓海，阳能举，阴能化，内外都得气血之往来。

本品得防己分风湿，而清浊分矣。得附子、甘草引肾中之阳，入土温脾，大气升举，而肺之化源足矣。得升麻旋转阴阳，而清浊之道路可通。得白术水土合和，运化有方，津液得源，降下润上，天清地泰矣。得杭巴戟、淫羊藿使阴阳交合，出入旋转，上下内外，无不相宜，凡筋痿阳痿皆可交叉而用。得当归气血双调，一行气，一通血，补血取黄芪之行气，气行而血行；调血取当归之辛润，引气入血，气旺血足，足水火交济之用。得桂枝尖化膀胱之气，使气达三焦，交脉络，而周身之经络皆能营润，且化源畅旺，骨髓得充，是金生丽水矣。得杭巴戟迎精气归于周身经络薄膜，上传于脑，下归于肾，意使骨充而筋柔，翼期手足温暖而灵活。得韭菜清新之品，起阳子苗，引坎中之微阳达于肝脾，使气调而血流，血流而风息，四肢可得暖和。

厚朴

气味苦温，降痰舒气，平逆定喘，下食安虫。太阳少阴两相通调，阴随阳化，气血交流于百脉筋络之中，滞气化为乌有。

本品与枳实同用，降冲逆而行痰水。与法半夏、姜、草同用，分清化浊，化痰降逆，理脾涤饮。与大黄、木香同用，快痢荡癖，里急后重可医。与桂枝尖、炒麦芽同用，下食安虫。与藿香、白蔻同用，和胃调中，化浊为清。与制南星、白芥子合用，悬饮溢饮皆可医。与五灵脂同用，括开胃囊，使胃囊开放自如，风邪相扰木不乱摇，两土可安。与葱白引通百脉，使气血交流得畅。与柏子仁洁心包之烦扰。与黄柏之清凉，是迎水以就火，火感清凉，神明自然朗照。与胆南星同用，化胃中之凝污。与炮姜、蒲黄化气血中之留污，与茜根导十二经络之滞涩。与茅术化土中之浸湿，使土得暖，运化可行。与姜汁、童便一清重楼，一洁决渎，上下通调，清浊有分。与郁金行气中之滞，滞去而凝化。与炙甘草缓脾伏火，肝肾更期有用，一切滞凝易消。与生姜引君火照临于下，与相火交相内外，一切阴霾次第而解。

丁香

大辛大温，舒胃调脾，温肝暖肾，引木通肾。

本品与甘草、干姜同用，调火土而上膈中膈得通。与桂枝尖、良姜同用，迎火就水，使水火得济，而心腹痛胀难安之疾可消。与五灵脂同用，行胃中之积水，下归小肠，肝脾得舒，通则痛已。与附子、法半夏同用，温下元，降冲逆，而上下通调。与生姜、葱白同用，通上膈，火降于下，气机得畅。与吴茱萸、上安桂同用，使肝脾得暖，生化有用。与厚朴、石菖蒲同用，开心降逆，冲通而逆气可降，经行而脾肝得暖，五脏安舒矣。

吴茱萸

气味辛温，调肝理脾，温肝暖脾胃，木土畅达，运化与调达之气皆富，为行郁化滞之妙品也；郁化滞行而痛止，为下气燥湿、开膵止痛之能使。

本品与姜、桂同用，理心脾之郁，郁开而痛止。与藿香、丁香同用，醒脾开胃疏肝，使木土交攻，气化得宣，凡呕吐腹胀均消，而食饮可进。与附子、桂枝尖同用，温下元，开太阳，火暖而水沸，气行而血流，诸痛皆已。与巴豆、干姜同用，暖火土，快肠胃，使瘀积下行，清浊得分，痛即得止，凡寒凝气滞、冷热交争皆消。与砂仁、贡术同用，纳气归肾，运化大行，五脏六腑安谧。与细辛、法半夏同用，一开一降，温气旋转，凝滞流行，诸痛乃解。与鲜石菖蒲、甘草同用，引君火下交于脾，脾畅运转与木，木得其养，使木气调达，肝郁乃解。或加炒麦芽以协助之，使肝脾得理，交攻乃息。

玄胡

气味辛温，破坚化结，通气化凝。能破气中之结，是防余邪未尽，随同扶阳之品，肃清余毒，永无变幻之意。能破积消阴，化开土木之郁，大助生化之用。能驱蕴瘀，解土木之郁，使脾缓而木调，气血依附，自然无谬。能破隔间之滞气，行阴阳界中之留污。

本品与官桂、香附同用，化胃痛、腹痛、肝痛。凡气血凝滞，或癥或瘕，久久疼痛以此化之。与吴茱萸、公丁同用，凡陈年久病之症，或心或胃或腹彻背者皆能化。与桂枝尖、良姜、石菖蒲同用，凡心腹急痛、痛而闭者，面青黑、手足冷、声音不出者，皆能化之。与良姜、陈艾同用，化气中之滞，行血中之凝，引辛温之品，通达于筋络骨节及子宫内之污垢，一扫而清。与官桂同用，化空隙中之余蕴，务期净尽。

马槟榔

微辛微甘，开膈快胃，宽肠利气，降逆和中，凡中下二焦之格间，有痞满、壅塞，用此豁之。

本品与南藿香、陈皮同用，有开胸快膈之能，如膈格阴关之症，以此理之，使外开而内通。与厚朴、法半夏同用，降逆荡肠，上中之壅塞可通，凡胸满喘逆之症可医。与白蔻、砂仁并用，使中宫开朗，上下照应，阴邪无阻，阳气贯通气矣。与益智仁、公丁香、官桂并用，大温胃囊，大舒胃袋，胃通肝木乃顺，气通而痛病可治，肾脾暖和，气升阴消，阳升而浊降。

与石菖蒲、葱白、甘草并用，宣通气机，输转运化，迎接化源，而上焦成雾，中焦成沤，心脾肺皆泰然矣。与生姜、上安桂同用，气壅坎心，胸痛彻背，以此温之、和之，心宁神安矣。与青皮、甘草同用，一引格中，一理坤土，痞气消而正充无损矣。

花槟榔

性烈猛，微辛微寒，有降无升，禀赋不足者，久病气虚者，宜慎之。皮即大腹皮，性稍逊，能降能宽。凡关膈虚满，用此豁之。

本品与白蔻、砂仁同用，温中下，启胃口。凡胸腹痞满痞胀，格食噫气，用此温中，引气上升化阴格，而格食噫气之病均消。与官桂、吴茱萸同用，凡腹中急痛之症，用此温而化之。与生姜、葱白同用，导猛裂之性，成和缓之用，偷关入遂，凡隐急蕴集之邪气，皆能引之外出。

大腹皮

味辛，微温，性稍逊，能降能宽。凡关膈虚满用此豁之。

本品与青皮、甘草合用，一引格中，一理坤土，痞气消而正元无损。与白蔻、砂仁并用，温中下，启胃口，凡胸腹虚满痞胀格食噫气，用此温中下而引气上升，化阴格而格食噫气之病均消。与官桂、吴茱萸同用，凡腹中结痛之症，用此温而化之。与生姜、葱白同用，导猛烈之性成缓和之用，偷关入燧，凡隐蕴之邪气，皆能引之外出。与木香同用，木香醒脾肝之郁滞，大腹皮通膈膜肌腠之凝。与大黄同用，行肠胃燥结，清肠中之热。

佛手

微甘微苦而辛，调气通肝，理脾胃，内通孔穴，外达毛皮。凡气郁于五脏，以此宣之。能理肝脾之气，导逆气归于炉中，使阴霾消化于无有之乡。

本品与丁香、白蔻并用，开胃化结，调气快膈，凡膈间郁而不舒者，此能豁之。与葱白、干姜并用，通心和脉，使膻中畅达于贲门，输转于皮腠。而脾胃得理，收纳无阻矣。与广香、砂仁同用，理膈间之气，化脏腑之阴，使元阴元阳皆归一致。

木香

气味辛温，行气开气降气，有通幽破膈之能，凡五郁不正之气滞于膈间，以此分之化之。

本品与生姜同用，分水火之升降，调气血之往来。凡内郁于中者可消，气升而质化，阳动而阴流。与桂、附同用，使内外交通，上下流行。凡气滞血凝外壅内塞，使阴阳互流，水火交攻，一切癥症能消。与术、草并用，安内而外清，神魂互相安护，二火能明能位，为却痛之要品也。与大黄、厚朴同用，降胃通，肠洁垢浊污，快肠利气，而阴阳自调。与公丁、石菖蒲、吴茱萸并用，化腹中之滞，一切痛症乃解。

枳实

气坚实满，微辛微苦，开膈行气，降逆气，破坚凝消痞满。

本品与桂枝尖、厚朴同用，使阳气宣化，阴气下行，如痰水与气相裹之病可治。与栝蒌并用，开膈快膈，利气化凝，有顽硬之痰，或胸中结气，皆能通之。与薤白同用，引胸膈之结气，下行腹内，矢气乃消。与附子、干姜同用，使心肾温暖，气化下行。与石菖蒲、吴茱萸同用，凡肠胀腹满，肝结脾郁之疾可解。与法半夏、细辛同用，降逆通幽，阳动而阴消，用之宜谨，禀赋不足者，斟酌用之。与大黄、木香同用，蠲秽浊，行凝瘀，凡寒湿与蕴热相结之痢症，口噤不食，腹胀难安，用之荡涤，使幽门通畅，胃即迎食。与防风、白芷同用，去肤风肤痒，肌肉可理。

薤白

味辛性温，主胸痹刺疼，温中助阳，下气散血，辛温能化结气，疏肝理脾，腹中结气，冷痛宜用。

本品与生姜同用，引心火而降入脾土，土畅而木得其养，调达运化皆成自然。与栝蒌实并用，开胸膈，疏胃结，使胃气下降，与脾阳相协腹痛乃已。与桂枝尖、附子同用，温中下，行气滞，而结解气升，脾肾得其快利，而清浊分焉。与法半夏、厚朴同用，开肠胃之壅塞，舒肝脾之郁结，使阴气下行，而清阳得以上升。与丁香同用，胃冷、脾冷、肝冷之痛可医。与白酒同用，行气行血，凡阴关阳膈之证可消。与葱白同用，凡七情之痛证，得此引通而痛止。

旋覆花

即金沸草，气味平淡，入五脏之络，行络中之滞。凡水凝血凝，皆可用之。如痰涎在胸膈间，吐下皆难，用此以疏之。

本品与紫菀、白芥子同用，疏肺络之凝滞，降痰涎于肠胃。与葱白同用，行脉络中之滞机，滞去而痰下行。与法半夏、甘草同用，降胃逆于脾间，使脾运大行，痰涎可化。与马兜铃、紫苏子同用，疏导肺胃之络，使胃中之瘀下降于肠，由大小便而解。与代赭石同用，治水血相聚，引之下行。与蒲黄、石菖蒲并用，一通清道，一化瘀血，使窍通而水血相瘀之邪随行于下。与枇杷叶、款冬花并用，通毛窍，宁咳嗽，内外通达，而清浊分矣。与姜汁同用，凡清道之壅塞，以此疏肺胃之络，痰涎遂行。

郁金

气味俱厚，破结气，化癥坚，开气快郁。

本品与公丁、官桂同用，破结气止疼楚，凡腹中、关膈有隐忍气血凝聚之疼，皆能消之。与陈皮、法半夏、厚朴同用，疏肝脾之郁，降冲逆之气。与吴茱萸、胡椒同用，温肝温胃，消凝化结，凡胸膈腹胀，疼痛坚实皆可消。与紫菀、桂枝尖同用，疏上通下，中宫之虚满、虚痞可消。与甘草、白术同用，凡脾滞、完谷不化之积，用此温之化之。与砂仁、白蔻并用，温理脾胃，郁解正扶，隐疼亦消。

瓜蒌壳

微辛微寒，外达肌腠，内通膈膜，清肌腠膈间之热，为郁热之良品也。

本品与淡豆豉同用，发肌腠开皮毛，凡五心烦热，湿郁于中之病可理。与贝母、青皮疏肝肺之郁。与厚朴、法半夏开膈浊降，而气滞可利。与麦芽、甘草疏理肝脾，上下皆通。与广皮、紫菀调肺络，开胸膈，而肌腠可通。导桂枝尖宣化之气，达于肤腠。

细辛

气味辛温，开肾达肺，启一阳而交乾金，引外阳而通骨节，解寒热，散凝滞，通脉络，为肾肺之要药也。能散筋骨内之风寒，风寒除，则身延而寿矣。

本品与天雄同用，细辛辛温之品通达于少阴之底，搜寒外出，并引肾中之微阳交于天雄。与附子合用，温水启阳。与甘草合用，泄土中之湿，湿去而水制，土燥而水温，脾胃皆暖，五脏得调。合姜、术，水土火通行无阻，百脉皆畅矣。合麻黄由里而表，引邪外出，寒湿顿消。合葱，肾肺双调，化源有济，刚柔可和。合法半夏，降浊升清，顺逆有归，升降得循，通行顺利，关节之病可解。得羌活，引风寒湿由经络而关节而肌腠而皮毛，拘挛痹闭可解。合石菖蒲，通九窍，五脏六腑之蕴瘀可消。

麻黄

气味微辛微温，通经达络，理肌腠，开皮毛，为太阳之正药也。寒凝可化，风静而平。

本品合桂枝尖里开而外达。与附子、细辛合用，化阴凝于阴阳交会之中，如寒痹、湿痹、风痹之痛皆能豁之。合杏仁浊降而清分，乃气味之最清者，故能透出皮肤毛窍之外，又能深入结痰凝邪之中，更能出入于空虚之地，则有形之气血不得而御之，凡痰饮支饮可蠲。合白术崇脾土而纳肺气。合甘草化阳为阴，汗虽出而气不泄。

羌活

大辛大温，有独当一面之勇敢。如用之遣一主药驾驭之，或遣一引导药为先使，药性达到病所，慎勿再服。

本品得桂枝尖化太阳之气，引羌活循行二焦会通之处，探邪之所留，引诸于阳分，使邪不再内窜。得细辛、麻黄，一引于骨节经络之间，一行于肌腠皮毛之外。得松节、五甲皮，行骨节，达百脉，而通毛窍。得紫菀、制南星疏肺络，使络中之瘀凝，化为痰涎，由肠胃而降。恐羌活性烈猛勇，使黄芪护元阳，而津液流行无阻。得附子引大气升举，由下而上，由内而外，追邪气外出，而元气稳固。得甘草、白术，引下元蒸气，透入坤土，使水土温暖，运化大行，气机上达，全身百骸皆宁。得葫芦巴、益智、西茴香刚柔并进，透达于二气，凡先后有痕疝之病，逐渐而消。

五甲皮

微寒微酸微辛苦，有治风痹之能，去寒凝之痛，健步坚筋之效。

本品与桂枝尖、松节同用，阳行而阴化，筋柔而骨坚。凡经络束缚节软，用此以化之坚之。与附子、生姜同用，引阳气通行筋骨之间，气血流于筋骨之内，是内外协和之用也。与杜仲、续断同用，续接筋骨，外达肌腠，内与骨节相连，亦内外交合之用也。与甘草、白术同用，土燥而肉丰，使运化流行于全身，四旁舒适，身轻而灵便。与石楠藤、羌活同用，化寒湿之凝滞，使经络骨节自如。与淫羊藿、杭巴戟同用，使阴阳交合，气血畅达，筋骨、肌肉、皮毛皆得其养。与葫芦巴、益智仁同用，益精温肾，使精气流行中全身，经络皆得其养。与防己、茵陈同用，清湿中所化之热，热行而湿流，黄疸去，膀胱之气化得宣，而淋闭之证可解。与泽泻、茯苓同用，驱网油之积水、堵塞空窍之瘀污，皆由毛窍而出。与细辛、石楠藤同用，引肾中之微阳，由经络而网油而肌腠而皮毛，使内外通达，而寒湿皮痹之病可解。

松节

微辛微温，通百节，行滞机，导经络，联肌肉，护骨节，引阳出阴，引阴归阳。

本品与桂枝尖合用，引太阳之气，行经络，通关节，助气机之流行。与杜仲同用，使筋络与骨节相连，冲任带三脉，更能有用。与芡实同用，调理筋骨，通达肌腠。与附子同用，引阳气循经通节，引气血由筋而骨而脏而腑而四肢百骸。与淫羊藿同用，使肾脾肝相互为助，筋软而劲，骨柔而强。与白术、甘草合用，暖中护外，而五液得以交流。与秦归、续断合用，润经络，连骨节，而弛长软短之病能医。与羌活、骨碎补同用，开皮腠，使筋肉相连。与葫芦巴、补骨脂同用，引精髓而入骨空，而筋骨之力强矣。与益智仁、西茴香同用，暖肾和脾，而肌骨相连，力健而体轻。与黄精、杭巴戟同用，使筋肉暖和，阴从阳化，阳随阴附，营卫协和。与枸杞、胡桃肉并用，使精足髓丰，而肾脾有用，庆瓜瓞之绵绵。与韭菜子、菟丝子并用，使癸水壬水温和，女子半产漏下、男子遗精癃闭皆医。与石楠藤、杜仲合用，引经络之流湿，行骨节之风寒。

石楠藤

微辛微苦，引通阴维阳维交接于筋骨之间，使筋骨联系，动作灵活，如弛长软短之疾可医。

本品与桂枝尖、杜仲同用，使气血交流，濡润经络，刚柔得用，并能调协带脉与任督相连，使营卫自然协和，身轻而灵便矣。与草、附同用，使火伏而水温，精化气行，使五脏温暖，气血交流全身，内外皆得其养。与羌活、桂枝尖同用，化风湿之凝滞，脉调而经畅，使气血交流于肌腠之间。与松节、细辛同用，引微阳而达微窍，骨节酸痛凝滞之病可解。与当归、甘草同用，养筋润木，温气流行，风湿寒痹之症可消。与淫羊藿、五甲皮同用，引气血之交流，使筋润而骨通，动作灵活矣。与人参、白术同用，燥土润肺，化源运化无阻，凡纤维不灵之处得灵。

威灵仙

又名过山龙，微苦微辛，通十二经络，引交胃十五大原，入少阳而厥阴，为脾胃之枢纽。

本品与桂枝尖相合，升太阳之气，从肝胆而胃络，凡膜原经络之蕴热，皆能引之外出。与蜀漆苗、草果、草蔻仁并用，开胸膈，达膜原，消蓄滞，化坚痰。凡寒湿与蓄食凝于胃囊肠膜，酿成疟母之症，皆能化之。与法半夏、厚朴、青蒿并用，降逆快胃，疏肠洁秽。凡疟久不化，无分寒疟，久能肃清。与附子、细辛、干姜并用，化坚瘕，温肾气暖脾胃，凡格年、格月、虚劳等疟疾皆能治之。与人参、白术、甘草并用，壮元阳，启元阴，使阴阳燮和，凡一切欲寒欲热，欲热又寒，情似疟疾，此为元阴元阳不足之症，以此和之。

木瓜

微酸微辛，理肌腠，通网油，快肠利气，理脚气最良。

本品与贡术同用，通达太阳阳明，行肌腠，通皮毛，凡湿气流入肌腠能消。与木香、防己同用，快膈开胸，通肌达网，凡腹中隐痛欲开不开之状能消。与法半夏、陈皮、松节并用，循经络，通网油，达关节，凡湿热寒痹于经络骨节之间者，以此引而伸之。与乳香、杜仲、续断并用，凡寒湿侵入经络缝穴之中，以此引而伸之。与蓬术、郁金、青皮并用，内开膈疏络，外循经理脾，凡湿久于经络之间，以此缓之。

秦艽

微苦微酸，引通肌腠经络凝滞之风湿，凡潮热骨蒸似寒似热，引之外出。

本品与桂枝尖、茅术同用，清风泄湿，通肌解热。凡五心烦热，胸中苦闷者能解。与秦归、松节同用，引骨节、经络之凝滞从肌腠微汗而解。与白芍、桂枝尖同用，使土木调达，气血宜通矣。

辛夷花

微辛微温，通咽嗌，开鼻孔，达脑海，凡头上昏冒，鼻塞喉痹可清。

本品与川芎、儿茶同用，凡鼻渊、鼻漏、鼻瘜可分可化。与白芷、荆芥、薄荷同用，化尘氛洁清道，凡咽喉不利，重楼壅塞，津液不升，用此引清降浊。与葱白、石菖蒲、广皮并用，开心肺之窍，化清中之浊，鼻衄、鼻渊可治。

苍耳子

气平微苦，理肌腠，通皮毛，凡秽湿郁于肌腠皮肤之中痒痛、隐疹浸淫、疥疮、痔疮可治。

本品与白芷、苍术、蛇床子、地肤子并用，治周身风痒，皮破出黄水可服可洗。与桂枝尖、土茯苓同用，分清中之秽，化脾中之氛，以此服之洗之。与石菖蒲、当归同用，凡四肢挛风痛痒寒热可清。

白芷

气味辛温微苦，芳香之品，入肺通络，化清中之浊，化阴中之秽，分金土之郁，涤脏腑之秽，凡气血中有留污，瘀积肌腠或肤表，此可治之。

本品得石菖蒲调达心肺，重楼得清，治节可行，神明得泰，消头脑之昏闷。与辛夷花、芥花同用，通心窍，出膻中，入肺达络，醒脾化阴，清秽浊之要药也。与甘草、细辛同用，启肾入脾，导清阳而上升，降浊阴而下行，化气滋源，清浊分明，魂魄得清爽矣。与葱白、姜、附同用，引皮腠之秽外出，达水火交会之要点，如此上窍之昏浊得清，内外之闭塞豁然矣。

防风

微辛微温微苦，能防患于未然，能保邦于未危，祛风又能镇风。凡在表在里，在经在络，在腑在脏之风湿，皆能御之，是辛甘以化阳，甘辛以达荣。

本品得羌活追风于外。得苍术行湿于下。得桂枝尖引内外之风由脏而腑，而经络，而肌腠，而皮毛，微汗出而解。得附子驱大风，而正无伤。得细辛解寒水，而温风不起。得白术、甘草镇土和风，土燥而风湿不生，血和而气血交流。得当归、川芎行气血之凝滞，助生化之畅通。得人参、杜仲引气血流行于经络，而牵掣之疾，疼痛可解，刚痉、柔痉之疾可消。

荆芥

轻清之品，微辛微温，通脾窍，利肺窍，入目，由目之大小角循耳入脑，达巅顶，为辛温无上之品也。

本品得石菖蒲、葱白宣心肺之浊。得石斛循咽喉，而浮燥可消。得天麻、菊花清风润木，调肝胆。得川芎疏肝郁，开胆囊，镇膻中，而脑顶之病却矣。

紫苏叶

气味辛温，清轻之品，上开七窍，下通二便，都由胃肺一分一合，开鼻孔转达于心包，使心清而神安，气畅而阳清。由口舌从胃之贲门降于脾间，转输小肠，降浊阴于便。凡三焦清浊混淆，用此分之。

本品得荆芥、薄荷合用，宣通清阳之气，凡鼻塞目昏咽喉塞阻均可引而通之。得陈皮、杏仁合用，调理脾肺，肺得其升，脾得其降，胃之浊阴打一臭嗝，或从鼻孔一嚏，冲动毛窍微汗而解，或随杏仁降肺之浊归于脾中，转输小肠一矢气而解。与葱白、生姜合用，外解肌腠乍寒乍热，内解中上间格格不疏，腹中一鸣而解。

升麻

气味微辛微温，有车辐纹，能分阴分阳，分清分浊，引毒气外出或下行，凡毒凝于气血之间，皆能治之。能拨转枢纽，使清升而浊降。清气浊气各寻道而行，元气自然而归，浊阴逐渐而消。

本品与鳖甲同用（鳖甲乃纯阴之物，得水土之精而成），凡气血交流之毒，在阳者引之随阳而出，在阴者引之下降。得当归清风化燥，郁毒可消。得蜀椒辛以润燥，气血之毒可分，而清气可行。得雄黄、鳖甲化水土之毒，其毒由大小便而出。得甘草安脾土，强运化，而阴毒阳毒可解。与补骨脂同用，固脾益肾，运化传精于四旁，大气升举于肺宫，上焦之雾露润降中州，膀胱之津液得藏，气化得以大行。与贡术同用，拨转枢纽，奠安坤元，转输上下，用阳达阴，引阴归阳。

葛根

气味甘苦微辛，阴中之阳也。行胃气，外通肌腠，更能达皮毛，下降大肠，有升降之能。

本品得麻黄，通肌腠，开皮毛。合桂枝尖、甘草、生姜、大枣、芍药能化阴为阳，协和营卫，表里双解之正法也。如阳明之肌腠久久未解，发热无汗，可暂用。与鲜藿香、葱白、甘草，引开毛窍，汗出热解矣。

柴胡

气味轻清微苦微辛，开郁散结，清热引风。凡风热混合之疾，或留于肌腠，或留于膜原，在半阴半阳、半表半里之间，引之分之意也。

本品与石斛同用，清气而润木。与葛根同用，舒少阳阳明两经之郁。与白芍同用，化气血之蕴热，凡胆与胞室之瘀热可解。与厚朴同用，中宫得理，经络得舒。与法半夏同用，降冲逆，调枢纽而开合有路。与阿胶同用，润木清风，滋肝和血，凡血瘀之病皆可用之。与黄芩同用，泻肺燥，舒肝郁，肠燥便结，蓄尿蓄血皆能治之。与泡参同用，正邪两用，一扶正，一却邪，使津液回复，邪热潜消，于元阴元阳，皆能回复。

薄荷

清阳之品，微辛性凉，宣清气，导秽浊，凡清窍之病能医，更能洁重楼，涤秽浊，而胸膈轩朗，上焦之雾露逐成自然。

本品得芥花通肺脾，荡尘氛，而天清地泰。得菊花、川芎调肺肝，鼻瘪、鼻渊、目昏、目眚可解。得藿香，驱秽浊，升清阳，而妖氛扫荡矣。得葱白通九窍和百脉，而血泣之病能解。得甘草镇中宫，而上下通达自然，此轻可去实之法也。

蛇床子

气平微辛，引血润燥，清肌腠中之燥湿，解皮肤上之风痒，能透达于皮肤筋络肌腠之中，引瘀浊外出，瘙痒可平，扫灭肌腠毛窍间之瘀蕴。

本品与白芷、当归同用，清风润木，解燥化湿。与地肤子、蜀椒同用，调木土之郁，消皮肤肌腠中之浮燥，凡隐疹瘙痒之症可清。与天麻、防风并用，引经络中之风湿，随皮肤微汗而解。与苦参、白芍、松节并用，凡风湿浸淫经络、骨节空窍之中可消。与石楠藤、秦艽、灵仙并用，凡风湿气久留于肌腠，蒸蒸发热久久不解，以此解之。

地肤子

又名铁扫把子，味苦微辛，化皮肤中之垢浊，消肌腠中之凝瘀，开太阳、阳明通达之路。凡风热瘙痒，可洗可服。能扫清肌肉间之汗垢，能润燥，使脾土交于肝木。

本品得蛇床子、香白芷，清血脉，洁肌腠，凡一切急痒之症可消。与秦归、川芎同用，凡浸淫于下部，肾汗肾热可洗可服。与桂枝尖、白芍同用，清风宣气，气行而风息，风息而血流，浊化而阴消，痛痒皆解。与没娘藤、红活麻煎洗疥疮顽癣，或研细末加雄黄、陈石灰调花椒油擦之可愈。与灶心土同用，引火归土，使心神安宁，神魂可依。

侧柏叶

清香之品，有隆冬不凋之质，为千年不死之物。似周身经络纤维，外通肌腠，内和经络骨节，其清香之性，可解尘氛。

凡肤热搔痛，与甘草、花椒合用，清血中之燥，化肌腠中之蕴热，清皮肤上风痒。

本品与白芷、蛇床子合用，引血中之凝温温外出，风邪易解。与当归、丹皮同用，引血中之烦躁，清肝中之邪气。与明天麻、芥花、薄荷并用，风行于皮肤中烦痛难安，心烦难明，可引之外出。

如小儿瘾疹正出之际，遇秽气扰之隐忍不出，用侧柏叶、红甘蔗皮烧之熏之秽解疹现。

黄连

味苦性寒，厚肠润脏。

本品得莲子微苦之品，得水火之气而生，泻心之郁，通小肠之涩，因少阴心与太阳小肠一气相连，莲子降心郁，黄连清丁火，使分行水道之滞塞也。得甘草、大黄，助脾涤肠，泻痢之疾可行，阳明太阴无损。得麦冬清肺润肠，肠癖之证可消。得栀子通膻中，而心郁可畅。得木香，理肝脾之气，土木畅达，痛滞之病可解。得吴茱萸，豁肝清肺，木郁、金郁、土郁皆解。

黄芩

色黄味苦，泻肺燥。

本品得甘草苦甘化阴，是化残阴为微阳，而脾肺相通。得干姜、黄连辛苦合用，辛以润肾，苦以助火，助之乃泻之意也，因一辛二苦，辛通神明，苦降虚燥，而心虚燥乃泻，而心之神明更明矣。得人参、大枣，滋脾滋肺，苦降辛来，气足津行，而化源充矣。用法半夏降浊阴，而清液得升，天清地泰，心邪以泻，天君得泰矣，实泻心阳之良法也。

黄柏

气味苦微甘，其色黄而入中，中宫润泽，泽气归木，木润而风息，风息而水升，水木土三者并域，木畅乃去二火，一火居下助太阳之气。一火居上，助离火之明。使君相二火，照耀中宫，中宫润泽，得其温暖，坎离两相交合，得成既济之象。

本品与桂相通，水土相温，木更畅旺，离火更明，相火得位，三焦之气成雾成沤成渎，而土之运化，自然四通八达，一切虚阳冰消，龙雷之火能藏，暴露之火能隐，抑郁之气能消。与附子同用，寒温并用，水火交养，离得其明，坎得其暖，乾坤二卦，自然配合有济，魂魄精神四者互相为用。佐甘草甘淡之品，生津制水，养木益火，气血之交流不息，脏腑百脉经络骨节都成刚柔交济之体，无偏枯，无凝滞，使人身内外营卫自然贯通。

栀子

味苦微咸，黄色入阳明，性寒能清热。能通达少阳阳明两经，可解膻中狂热，能分胆汁郁热，凡膻中与胆阴湿凝聚久久，相火不位，君火不明，如此开通膻中，通达胆气，使孔窍开，枢纽灵，如胆汁渗泌失灵用此。

本品与石菖蒲合用，上开心与膻中，下引胆汁，外润而三焦膀胱之瘁闭可解。与葱白、姜汁同用，引离中之阴，心中之脉循环而出，心烦可解。

淡豆豉

用黄豆煮熟，埋于阴霾之中，用草绵等类覆之，但七日后发泛起霉，粒粒皆有。取出阴干，不见天日，此霉有发汗之性，能透达肌腠中。阴湿凝久必发燥，燥生周身皮肤发热，若窜入阳明经络，久久壅塞贲门，阻碍升降道路，酿成清气不升，浊气不降，胃逆难安，此能解之。

本品与栀子合用，引心包之瘀热外出，引胆囊凝滞发酵，此二物一通经络，一通肌腠，为少阳阳明两解之药。与甘草、白术合用，崇土润土，燥湿自化。与茯苓、桂枝尖合用，引阳明之气归于大肠，引太阳之气出于皮毛，便利一出而解。

如湿温之症在阳明少阳盘聚久久，用瓜蒌壳、石菖蒲合用，一通窍道，一开隔膜。

若有心烦不眠，胃塞不食以此开之、和之，心胃皆舒。

菊花

微辛微苦，气平，轻清之品。凡微阴微邪蒙扰清道，用此清轻之品以拂之。引清阳通于天，化浊阴归于地，使气血中之尘氛不留于空窍，而内外之隧道皆畅通矣，故于头目风火之疾，尤宜焉。

本品得白芷、甘草化尘氛，奠四旁，而微阴微邪自消。得木贼、蒙花以助之，微清微重，微阴微阳，清肝胆而镇眼目，使尘氛去而光明得生。佐当归、芥花、薄荷，清风中之微热，行血脉之泣歇。

丹皮

气味微苦带酸，有清风润木之能，清血分之燥，疏血中之凝。

本品与当归合用，引经通血，化燥为凉，凡肌腠经络之蕴热皆能用之。与郁金同用，破结气化瘀血，得蒲黄更良。与麦芽同用，舒肝理脾，木畅土运。与桂枝尖同用，使气化而瘀血可行，燥烦可清。与香附同用，似癥似瘕用此分之。

银花

微苦微寒，清微热，化微渴，头目为热所闭，昏闷不爽可清。

本品与甘草合用，分肺脾之蕴热，热去而渴解。与葱白、芥花同用，平胃燥，疗肺热，而咽喉中干燥可清。与广桔梗、寸麦同用，清心肺间之浮热，膻中烦闷可清。

连翘

微苦微寒，通肌开络，凡肌腠中之遏热、惊惕不安可清。

本品与瓜蒌壳、浙贝并用，开胸膈，疏木郁，凡脐胁胸膈微痛微热，可清可开。与大力子、枳壳、青皮并用，凡肝脾之蓄热，久久不退，食减消瘦，用此疏通脉络，引通气血，微热消，食量加，脾胃和，此轻可去实之法也。

牛蒡子

气味苦寒，清筋达络，解肌中之蕴热，引热氛外出，透达于皮毛，微汗而解。可解内余热结于网油、阻碍气血之交流，宣少阳之郁热，启肝木之风郁。

本品与防风、芥花同用，解肌腠中之烦热，因烦热而郁又畏风，借芥花清轻辛润以助之，热解而郁开。与升麻引阳外出，引血营内，使阴阳拨转，气化流行，烦热蕴热随皮毛而散。如小儿麻疹欲出未出之际，发热不止，心慌难安，以此拨之解之，疹随气机外出，热解人清。

射干

气味微辛微苦，分阴分阳，凡清中有浊能分之，风邪热邪阻挠清阳之路，此药能分之，清阳之路即咽嗌之地，须得薄荷、荆芥以佐之。

本品与白芷合用，使浊阴下降而肺窍可通。与桔梗合用，使清浊升降有路。与甘草合用，使脾之运化而肺气可清，但用不宜重，不可多服。

五灵脂

微辛气平，分水土之滞，行胃郁之凝，水降郁开而痛止，土和而运化行。

本品与桂枝尖、茯苓同用，化气行水，利膈通幽，凡在心胃之间者，以此引之导之。与甘草、干姜同用，心脾双调，火明而运化大行。与白术、附子同用，燥脾暖肾，使气升而阴凝可消，凡膈间之痛自已。与石菖蒲、良姜同用，凡膈间之病自已，心肾双调，化阴为阳，窍开而脉行。与葫芦巴、韭子同用，温肾精，亦肾火，水泉得温，大气得举，凡男子失精、女子带下经闭之疾皆能治之。

蒲黄

气味平淡微香，清华之品，行秽浊而清阳可升，蠲凝瘀，而新血可生。因得水石之精华，上通华盖，下迎水泉，凡血症皆宜之，宜生用。

本品与炮姜同用，化浊为清。与紫菀同用，疏络和脉。与童便合用，行脏腑之菀陈，启木土之生机。与葱白、陈艾合用，解脉络中之凝污。与姜汁、童便、韭菜同用，化宫室之凝污，去瘀而生新。

广茜根

微辛微苦，行气滞，化瘀血。凡脉络中之瘀滞，可引而通之。引肺络之气，下降于脾，与运化同行，使精气血于五脏六腑之中，上膻中引君火照临下土，上胆汁起相火熏蒸于颅顶，使两火相照，中间阴雾化为乌有，太空必然清朗，上膈、中膈、下膈不存一点污秽，务期营卫协和，阴阳燮理，实助生生化化之旨圭。

本品与紫菀同用，疏脉络之滞，引百脉之流行。与蒲黄、炮黑姜同用，化膈间之凝血，拨转气机，凡痰中带血、咳血、咯血可医。与陈艾、童便同用，化瘀生新，调气行血。与姜汁、广皮同用，分痰中之瘀滞，使脉络无阻，腠理畅通。与松节、石楠藤同用，治经络之酸痛，腰背之隐疼，通骨节，疏脉络，使气机畅达，疼痛乃安。与五甲皮、杜仲同用，引阴维阳维与带脉任脉相交，使络柔而筋坚，凡足痿、手软、腰酸之病可治。与当归、桂枝尖同用，使阴阳互行，阳随阴转，阴行阳动，亦气血变换之用也，凡女子月信衍期，用此药以引之，使气血凝滞化为乌有，瘀去而新生。

乌贼骨

即海螵蛸，墨鱼腹内之骨，味咸，气味皆平，为阴中之阳，化血中之凝。女子胞室有寒湿凝于其中，久久成带，所以能主带下清洁子宫，化阴为阳，瘀消而新生，不孕者能孕。调理任带，通达会阴，使冲任督带四脉，能升能降，能放能收。凡女子下元虚冷，久不孕育者，可与桑螵蛸、淫羊藿同用，分清别浊，引阳会阴，使阴阳燮理，气血交流，浊化而清升，更能益精补髓、地道丰富，氤氲更长之道始于此。

本品与续断、杜仲、桂枝尖并用，引阴维阳维，交护于任带之间，使冲督通达，奇偶相协，而周身阴阳调和，筋富而力强，神康而气充，为生生之本也。与附子、白术同用，调摄先后元阴元阳之气交，化精为气，化血成液，使之濡润经络，充实骨髓，更能调达脏腑，交合肌肉皮毛，为阴阳燮理之变也。与补骨脂、葫芦巴、胡桃仁并用，使上下精气会通无阻，气血交流亦畅，精神魂魄亦安，凡冻疮久烂不收，金疮出血不止，合菜油擦之。

陈艾

微辛微苦，通阴通阳，得阳药到达于阳地，得阴药到达阴地，凡女子月信衍期、经期腹痛、心慌意乱、久久不治者皆能医。

陈艾分火土，使心脾有用，升降自可旋转。温肝化肝，解木郁而强运化，化甲乙木之阴凝，凝去而火生，火生而两火能位能明，一切杂气化为乌有，是使气血之交流，养胎之要诀也。化筋络中之瘀，消网膜中之滞，使阴瘀随阳之运转，务期瘀凝净尽，使天无尘氛，地无厌秽，完成地天泰之象，亦助生生不息之意，化气中之血，血中之凝，结而为痛之病可消。化阳中之滞，阴中之凝，镇定子宫产门，收放有力，解维脉之胶滞，引火归肝，使母子相依，木郁得解，脾暖而养肝，肝风逐渐敷润，经络皮毛，均归于温柔之乡。

本品与蒲黄、炮姜同用，化阴为阳。与广茜根、紫菀同用，化经络纤维中之瘀蕴。与当归、川芎并用，破气行血，化瘀生新，止痛安胎，催产定痛。与吴茱萸、公丁合用，解肝脾之郁结，痛胀可消。与玄胡、官桂合用，启少阴之气，疏少阳之郁，痛胀可解。与甘草合用，治婴儿乍痛乍哭。与杜仲、秦归同用，使木火交达，心肝得养，木疏而心安，神魂可定。调和脉络，生新去瘀，凡任带中之软缩，用此化之导之。与枝枝尖、甘草同用，助桂甘通达阴阳交点。与生姜同用，借生姜逐寒之性，会合于阴阳往来之路，气血更能流通。

桃仁

微辛微苦，破血消瘀。

本品与当归、赤芍并用，行胞室之蕴热。与红花并用，通血海之血聚。与香附、川芎同用，化气中之瘀、血中之积。与三七、茜根同用，化瘀血行气滞，引经舒络。与人参同用，升正气消瘀蕴，而元阴元阳之杂气全消。

红花

味苦微辛，行血中之凝，活络中之阻，空穴纤维有凝瘀可消。

本品与桂枝尖、旋覆花并用，动阳而散阴，阳长而阴消。凡腹中胁肋隐痛、屈伸不利者皆医。与当归、川芎并用，散气中之结，血中之凝，凡气滞血瘀可消。与紫菀、郁金同用，化结疏结，理气行血，凡吐血、咯血，女子月信衍期，周身经络酸痛者能医。与炮姜、陈艾同用，行血中之瘀，化血中之块，蠕动隐痛之病可医。

当归

微甘微苦微辛，通肝达脾润肠，肠冷滑者慎用。

本品同白芍镇肝木之风，润肺金之燥，泻大肠之燥湿，泻小肠膀胱之蓄尿蓄血。与生地同用，移水于木，木得其养而土润，燥自不生，金更受益，是肺脾肝之风燥、湿燥皆化。得黄芪引肾水之微阳，入肝而心而肺，降而归脾，五脏皆得其养，气血皆得其调。与人参、白术同用，燥土润物，益气生津，脏腑经络滋润得养，气血荣卫交通亦畅矣。与炒麦芽、谷芽同用，使土木并畅，内而化物无积，外而经络四肢柔和。得甘草、附子水暖土温，精化气行，先后并茂，天下皆春矣。

川芎

得金土最富，味辛微苦而温，行气化郁，通肌腠，达网膜，行气中之滞、血中之凝，破内膜之凝结，为内外通达之良品也。

本品得当归化气血之结滞，助产妇快生之能使。得细辛启肾入肝而肺，金郁木郁水郁皆解。得桂枝尖、紫菀开太阳，疏土木之郁，出肺而肌腠皆开，平气喘而化源亦行矣。得防风防上下之风，不能入冲脉之中，使太阳少阴无伤。得郁金化气中之结，理血中之瘀，化肝脾之郁。得桂枝尖统率松节、五甲皮、石楠藤疏通筋络。得生姜辛以破之，破结行气，使胃口开合自然。

芍药

木火之精，春夏之交而华，微苦气平，通心通肝，疏木郁而心畅，火明而心安，引肝胆之木精交于膻中。解肝脾之滞郁，协和气机，使气血交流，瘀血可消。调肝木之生，调润肝胆，使筋络与冲带相通，意期冲任恢复原状。

本品得桂枝尖起少阴之微阳，引厥阴之生发，火受益而天君泰然矣。合大枣通心润木，而脾更畅矣。合当归引金舒木，而心脾受益。同郁金引木土之郁，行气行血，而结气乃解。与丹参化毒中之燥，清毒中之郁。与淫羊藿合用，使阳能入阴，阴能附阳，阴阳协和，是仲师正本而去标，为伤寒救正祛邪之能使。白芍引肝胆之木精交于膻中，偕枣仁与君火相合，神魂得安，天君得其泰然。

牛膝

气味微苦微酸微辛，有通十二经络之能，凡风寒湿凝于经络之间以此引之导之，使经络骨节活跃，更能引通血脉之流行。凡膝痛不可屈伸者，有舒筋行血之功。逐血气，能破瘀血。

本品与桂枝尖、松节合用，引阳随经入骨，凡筋骨痿软以此调之。与淫羊藿、杭巴戟合用，引阴阳之交合，气血之流行，凡寒热裹聚于经络，瘀血久凝于经络可化。与麒麟竭、当归、红花同用，引经络之凝滞、癥瘕之痞疾可分可化。与附子、杜仲、续断合用，凡中下阴阳交合之处，被寒湿所凝，经络不畅，以此温之化之。与益智仁、砂仁、茯苓同用，凡肾脏虚冷膀胱被阻，酿成蓄尿蓄血，淋漓不利可通。

瞿麦

微苦带涩，利小肠、膀胱之蓄尿蓄血。

本品与当归、甘草同用，清胃燥化小肠之热闭。与木通、石斛同用，清胞室膀胱之蕴热。与荆芥、薄荷并用，清目中之昏花，引归精室，小肠膀胱而下通上清矣。与升麻、菊花并用，头眩眼花，耳鸣皆能医之。与木贼、青葙子并用，行眼眦中之瘀邪，下降而归小肠，水通而气化，目明邪去矣。

海金沙

微甘微寒，阴阳混合体，镇肝，使肝木上通心包，下通小肠，凡膀胱与小肠开合不利，以此引之通之。

本品与芭蕉根、淫羊藿同用，疏理脾肝，交通水道，木火土生化相协，太阳阳明开合自然。与甘草、白术合用，崇土镇脾，输转运化，交通四旁，二便快利，上窍得清。与鸡屎藤、大麦芽同用，调摄肝脾，分化乃行，凡小儿之疳疾夜尿不知，用此炖羊肚可医。

泽泻

渗淡之品，行胸膈之水，通网油，由上而下，直达膀胱。

本品与桂枝尖、茯苓同用，使三焦通达，阴关阳格之病可理。与白术同用，一守一行，水行而土燥，膈开而脾运，凡肌肉网油之水，皆能分之。与姜汁、法半夏同用，降喘逆，分清浊，水化而气行，痰消而胃畅。与葶苈、白芥子同用，豁冲膈间之顽痰，引膀胱之气机流行，使二便调畅，清浊分焉。

蜂房

气味微苦，为清浊混合之品，枯木敛露所结。微有小毒，凡清浊混合之毒可消；肤癣疮疡，合雄黄、陀僧调花椒油擦之可效；浸淫阴蚀之疮，合蛇床子、地肤子、苍耳子、甘草、花椒洗之。如用服食，须火炼存性为要。

木蝴蝶

味微苦，性微寒，别名千张纸。玉蝴蝶，清肝润肺，乃木火刑金之要药，咳嗽剧烈，声音嘶哑，与紫菀、竹茹、浙贝、法半夏、化红、麦冬、沙参合用，效更显。

大抵阴精不足者，邪火自偏旺，火炎烁金，气迫为咳，痰壅而嗽。燔烁蒸炎，甚则发热，乃至逼血上行，咳剧则胸胁疼痛，此际宜用柔润之法，滋水涵木，润肺生津宁嗽。

琥珀

味甘，平。松木之精，水土之质，日月光华，照化而成，有安魂魄灵神益脑之能。凡精神魂魄不足之人，用脑过度之辈可用，能安定神魂，使头目清矣。

157

松木之精，日月之华，有分别昼夜交安气血之能使，人生于天地之间，借日精月华，以养其身，水火调护其形，且人之气，为天之正，人之血，为地之用，凡七情六欲扰于中者，用此安之镇之。

本品与石菖蒲、朱砂同用，镇神却邪，使君火宣明，群阴消散。与益智仁、远志同用，启肾交心而水火得济。与枣仁、柏子仁同用，使睡安稳，神魂得收。与白术、甘草、伏龙肝并用，使火土合德，金木双调，气血之往来无阻，营卫之协和有衡。与铁落、马脑、砂仁并用，迎魄归舍，纳气归肾，使水火得济，上下交通，惊病可医。

铁落

气平微辛，受火之炼煅，能正能扬，摄魂敛魄，使魄能归舍，魂能归血，如日月之精来助生化之能，使收藏封固得稳。能镇神魂并镇肝胆，引血液归于脾肝，以使土木无争，肝脾得养，能镇摄精血，使神魂回转自然，气血交养自如。

本品与葱白、桂枝尖同用，引微阳通脉道，交合于魂魄之中，气血往来不息。与白术、甘草同用，使脾土安宁，肝木遂意，精神魂魄得通。与淫羊藿、朱茯神同用，引阴阳之合，和于魂魄之起止，脉息往来流利，自然人身内外无不相安。与朱茯神同用，镇心宫而安神志。与龙齿同用，吸坎水而达离宫。与石菖蒲同用，起心窍而达膈膜。与葱白同用通心脉而交诸络。与甘草同用，奠安坤宫，而元阴得守。与琥珀同用，收敛神魂。

伏龙肝

即灶心土，气平微苦，得火之煅炼而成，交火土而镇神魂。通心理肝，镇魂镇胆，有中正之能使。土得火炼，一养木，二制水，是借古人交济坎离之法。以火炼土，土暖而火伏，火伏而缓正，正缓而阴阳营卫更为有用。取火土相合，使意藏于脾，神寄于心，魂归胆囊，是安定神智，便魂魄相附为用。昼则魂居上游于目，魄居下藏于脾，即是交安火土，神魂上下相照之意也，夜则魂藏于肝，因肝胆得肾水而养，待冬至阳生之际，微阳达于肝胆，木得其养，魂得其安，睡眠自稳，是遵古意，阳长阴藏，借冬至夏至分合之意，于阴阳两不相亏，实诚为爕理阴阳之奥妙也。

镇定魂魄，肝脾双调，养小儿之魄，安妊妇之魂，是使阴阳合璧之意。导君火下交于坤土，土暖而气伏，五行之运转，决无停息之患。

本品与炙甘草同用，火土相合，上下相通，坤正而乾归位，气血自然畅旺。与甘草同用，奠安四旁，运化无阻，天施地孕之气亦不息。五脏六腑之通达无阻，是调协阴阳之奥妙也。与枣仁、白术同用，使心火之依依，调神魂之冥冥。与当归、白芍同用，引生机化机之交合，使火土相合不相戕，引魂魄之安通，而三焦之交合无阻。与西茴香同用温肝暖脾，交济火土，金木得养，气血精神均能受益。与铁落同用，摄精血归于运化，使五行流通无间，生机源源而来，希由少壮之意。

龙齿

气平微寒，得地脉之气、水温之精而成。化阴质为阳体，有镇魂摄魄之能，壮骨髓、坚肾气、通骨节。

本品与桂枝尖、淫羊藿合用，引阳入阴，消阴化凝。与附子、砂仁并用，纳肾气，益肾智，养脾助肝，宁心镇魂，凡骨脂重浊者用此分化，使骨轻而身健。与杜仲、枣仁合用，引魂归舍，引经通络，使经络通达，而肝肺交和，睡眠之症可医。与朱砂、龙眼肉并用，宁心益肝，安魂定魄，凡惊悸梦魅之症可治。

龙骨

味甘平，为纯阳之物，能收能敛，凡虚汗盗汗可疗，梦遗滑精可治。

牡蛎

味咸性寒，敛阴滋木，且能收汗，引津气通脾达肺，又降入肠胃，是左升而右降也。

本品得栝蒌根生津止渴，使阴阳合和，而遗精之病可治。得龙眼、益智仁宁心益智，肾中之阳化气上行，肾中之阴封密乃固，是阳镇而阴能守也。得菟丝子、潼蒺藜、枸杞生精滋水，使精液得固，壬癸不得妄行，凡梦遗泄精之病，皆能治之。

远志

辛温通密，为心肾之通达药也。引密中之阴归于坎水，启肾中之阳交于离火，凡心烦心乱心躁、肾燥肾寒肾凝，用此分之化之。

本品与石菖蒲、益智仁同用，开心窍而迎肾水，启肾密而达宥中，成为天地交合之圣品也。与枣仁、龙眼肉、茯神并用，引魂魄之安逸，昼夜有分，引气血之交流，阴阳有衡，为子午交合之能使也。与上安桂、枣皮并用，行阴行阳，引气引血，为人生阴阳交合之品。与附子、甘草同用，为生长收藏之导使，使春得其养，秋肃其收，冬封其藏，是用行全藏之神机也。

麦冬

微甘微苦，通心肺，护膻中，凡上焦虚燥可清。

本品与朱砂、枣仁同用，敛心养心，而睡眠充足。与桔梗同用，开提肺气，生津止渴，咽喉虚燥可消。与紫菀、甘草同用，疏肺养脾，而金土有用。与米百合、胡桃仁同用，生津润肺，引精气而归华盖，而五液降润肠腑。与人参、圆肉同用，宁心、益肺、滋肾，水泉足，肺液充，心神安宁矣。与石斛同用，使脾肺交合，而心宫得清。与柏子仁、潼蒺藜同用，使水火交济，心神得敛，脾肺受益。

生地黄

味甘无气，与人身之血类相，纯阴之品也。能清血中之热，助五液之性，但凝滞，用之宜谨慎，过则恐阴盛而阳衰，气有所伤。质色黑而入水，能引肾水而滋燥火。

本品与百合同用，滋生五液，使百脉调畅，为主治百合病，用之调百脉归宗之意也。与黄豆同用，黄黑相偕，水土相并也，亦滋肾合土养木，经络骨节皆能润之。同白芍黑白相合，肾肺相通，心宫润泽，木火金化克为和，气血交流畅矣。得香附、川芎化气中之郁，行血中之滞，而筋骨柔润，四肢得以灵活。

栝蒌根

气味微苦微甘，阳明之主药也。理肌腠达经络，交皮毛与太阳相协，故能助桂枝尖化太阳之气。助白芍化阳为阴，通营卫。助甘草调脾胃，使津液运化。助生姜使火土相合，外通卫，内协营。助大枣皮色红而通心，肉色黄而入脾，使火土合德，而上下四旁得济。

凡阴阳界中有邪气，如此用之，自然而解。

知母

味苦微寒，水中之母也。上通肺胃，是引肾中之水上达肺胃也，有生津止渴之能。

本品得石膏大寒之品，清热止热，热去而烦渴皆解。得甘草莫坤土，恐寒甚而冷脾，以此和之。得粳米平淡之品，养脾滋肺，亦生津止渴之义，驭石膏、知母之寒，无伤胃阳。得人参益气生津，使五脏谐和，而元阴元阳无损。

石膏

微甘大寒，清热之能使也。

本品得知母合用，引肾水而化阳明之燥。得甘草合用，交脾土，外热解，内渴消，而脾胃无损。得粳米五液交流，而肠胃得润，而燔热不入，渴自解矣，热自退矣。

茵陈

味苦微寒，启菀陈，动微阳，通纤维，达肌腠。凡燥湿未分蕴于肌腠之中，以此清之化之，凡女子疸症皆可医之。

本品与桂枝尖、苍术同用，引肌腠中之蕴湿，由皮毛而解。与威灵仙、白芍、蔻壳、瓜蒌壳并用，引血之阴湿交于脉络之间，引微热从毛窍而出，更由内从格间起，由小肠、膀胱黄尿而解，或由膜原降大肠出魄门化稀粪而解。与防己、木瓜并用，分化水湿之瘀热由尿道而出。更能由肌腠毛窍而出，凡黄疸症，足扒手软骨节酸疼，以此引经络之邪从毛窍而解。

（本节内容选自卢崇汉《卢氏药物配合阐述》）

如何看待扶阳医学

一、正确认识扶阳医学

扶阳医学是扶助保护治理调节阳气的医学，是扶阳护正的医学，是研究天人合一、使人体阳气的气化与自然界的阳气的气化运动规律同步的医学，是抓住阳气气化规律失常为病机，围绕阳气的生长收藏而立法的医学。它用附子、淫羊藿、肉桂立极，用术草立中轴，用桂姜为佐使。实现坎离既济、阴阳和合、水土合德之状态，从而达到复命归常健康延年之目的。扶阳医学不是单纯指扶助阳气，更重要的是怎样保护治理好阳气，这才是扶阳医学的真谛。不是多用广用、方方都用姜附桂就是搞扶阳的，姜附桂当用则用，不当用时绝对不能用，如阳明燥实证（用承气汤类）、少阴热化证（用黄连阿胶汤等）、太阴肺热燥证（用桑杏汤等）、水浅龙火不潜证（用大引火汤等）等，用这些方药都是为了使阳气更好地潜降收藏，而不是去伤害损伤阳气。扶阳医学不是不用滋阴清下苦寒药，只是在扶正护阳的前提下据病轻重缓急适当权宜应用，绝不能妄用滥用，以免伤及阳气正气，卢铸之很少用凉药和重打克罚药。

二、为什么要重视扶阳医学

（一）扶阳医学能应对很多现代人的常见病

一千八百多年前张仲景为什么以"伤寒"来立论？就是因为他考虑到了生命的根本是阳气，《伤寒论》序中言"建安纪年以来的十年是伤寒十居其七"。可以说无论现在还是将来，依然是伤寒十居其七，这一点我们要清楚。强调伤寒实际上就是强调阳气虚损，轻则致病，重者病亡。这个寒分为外寒和内寒：如寒伤于外，阳用就会受损，因为寒在外，人体的升发生长之机就受到压抑；如寒在内，那阳的根本就会受到损害，因为阴寒在内，阳就无法安身，就要往外跑，这就会导致"失其所""失其所则折寿而不彰"，三阴病实际上就是讲这个问题，这些是造成阳损的共因，那其他的个因有哪些呢？

第一，先天不足。一是由于父母肾气弱，一是由于母亲怀孕时体弱，妊娠恶阻比较重，吃不尽东西，还有不良的心理因素。

第二，嗜食生冷寒凉。夏天贪凉吹空调，车族多了，接触太阳少了。现在从小孩到大人都易食寒凉食物，贪冷怕热，违背了四季养生规律，大大损伤了人体的阳气，伤了脾胃，这些现象较普遍，很是令人担忧。

第三，误用苦寒凉药。在没有辨清真假阴阳虚实情况、真假寒热情况下，主要是对生命本体——人身立极之本坎中阳认识不足的情况下，滥用苦寒凉药，就伤了身体之本，伤伐了人体的生机，我们做大夫的一定要明白这个道理，要以扶阳护正为要。清代著名医家陈修园曾经说过这样一句话："宁事温补，勿事寒凉。"

第四，滥用抗生素和激素。这个问题非常严重，亦非常普遍。国家也出台了相关政策，要求各医疗单位加强静脉输液管理。西方国家对西药控制很严格，抗生素性属寒凉，何况输液还有随之而输入体内的凉液体。激素是透支人体肾精的，会使人体免疫力大大下降，这就是为什么越输液人体免疫功能越下降的原因，看看现在我们国家孩子们的体质一代不如一代，有言道"输液等于自杀"。

第五，工作烦劳。因为整个社会生活节奏的加快，竞争压力的加大，促使人们疲于烦劳，"阳气者，烦劳则张"，所谓张就是往外散，尤其是晚上阳气应该内收，收藏回归本位。过度烦劳或熬夜，阳气就不能很好地归位潜藏休养，不归位就会慢慢地耗散，而伤了人体的根本。

第六，纵欲。房事应仅限于夫妻之间，而且时间地点都是有限制的，是为正淫。可现在邪淫太多，到处都充满着诱惑，使人心乱，而难以把持，就会损耗阳气，很多年轻人的身体就这样被搞垮了。

第七，作息不规律。古时候讲究"天人合一"，就是物随阳而出入，日出而作，日落而息，这就叫"因时之序"或"因天之序"，这一点很重要。可现在人正点休息的能有几人，除非老年人，确实感觉阳气不足了或懂得养生的人。晚上阳气当入不能入，那人体的阳气在这个时间是要归根的，归根的目的是水火要在这个时候交济，天地要在这个时候交媾。阳气不能归位，阴阳不能交媾，怎么能化生精气、使人身体的机能生生不息、保持衡定的持续发展状态呢？晚上早睡，让阳气好好收藏是扶阳之体，早上早起是让阳气好好生发，是扶阳之用。再就是现在中国教育问题，现在孩子们作业太多，中国的孩子普遍睡眠不足，严重影响了孩子们的身心健康，考上名牌大学又有啥用？这是我们国家面临的一个很严重的问题。要想让孩子们好好苗壮成长，就让他们有充足的睡眠，保护好阳气就行了。

第八，现在不孕不育的人很多，原来是个案，可现在成了一个较为普遍的问题。由于环境气候，饮食安全问题，个人生活习惯作息习惯不合理，总的原因就是身体素质下降了，肾虚了，都必须通过补肾而获得解决，补肾主要就是补坎中阳，肾中精，因为肾主生殖发育。

第九，心理因素。现在人体的健康标准不但指生理健康，心理健康亦非常重要。古人云："恬淡虚无，真气从之，病安从来啊？"现在的人各种欲望太高太多，互相攀比，争权夺利，钩心斗角。加之现在独生子女多，又缺乏传统文化的正确教育，自私又无责任心，心理素质差，不能接受任何挫折，没有一个良好的心态和平和的心理素质，这需要心理扶阳，需要全社会进行传统文化教育，每个人都要有良好的道德修养和人生价值观，而且要有信仰，给自己的心神找个良好安定宁静的家。《素问·灵兰秘典论》曰："心者君主之官，神明出焉。主明则下安，主不明则十二官危。"

第十，现在自然界的变化，亦影响人体的改变。如全球变暖，是因为将地下的石油、天燃气、煤炭等挖掘太多了，地球的坎中阳少了，都搞到地球上面燃烧了，造成外热内寒了。老子曰："人法地。"所以现在的人吃点热量高的就爱上火，上火下寒的人很多，我们做大夫的要认识到这个问题，不要看到上焦五官上火，就一味地清热泻火，更伤了阳气，要引火下行归纳，保护潜藏好人体的阳气。《内经》反复强调："治不法天之纪，地之理，则灾害至矣。"

基于以上原因，提倡身体扶阳和心理扶阳是非常必要的，更具有重要的社会意义。

（二）扶阳医学是养身延年的医学

人秉天（乾）地（坤）之正气而生，而坎（中男）离（中女）亦是秉乾坤性情之正正而生，乾坤为体，坎离为用，坎离在先后天八卦都居经纬之正位，所以坎离两卦是落在人身上两个重要的卦象，而为人身立命之本，这也正是天人合一的整体思想观，才有坎离既济、心肾相交的思想。扶阳医学的立法就是围绕着坎离既济、心肾相交为中心，人体的任何疾病都是在坎离既济的大格局下才能痊愈。再进一步讲，对离中阴坎中阳来说更重视坎中阳，因坎中阳为乾元一阳，离中阴为坤元一阴，阳主阴从，这就是扶阳医学为什么以坎中阳立极的落脚点。坎中阳就是人体的能量库、核反应堆，这也证明了西医为什么用了激素临床症状就改善得快，而免疫能力却下降，出现水肿、骨质疏松症等现象，是因为激素透支了人体能量库的物质——坎中阳（肾中精），肾中精是阳气畜积的封藏状态："阳气者，精则养神，柔则养筋。""肾者，主蜇，封藏之本，精之处也。"坎中阳就是人体气化圆运动的总动力，人的生命活动就是一气周流的气化圆运动，其原动力就是源于乾元一阳。而扶阳医学就是主张"以火立极""无问其病，以极为归"，"极"就是坎中一阳，相当于"一"的层次。老子《道德经》曰："道生一，一生二，二生三，三生万物。"所以扶阳医学的理法合乎于天地之道，是在"一"的层面上下功夫，尤其注重壮补肾中封藏之精，这个精化生再生力很强，具有可逆性。人的肾精足了其生命力就强，精力就充沛旺盛，抗病免疫力就强，使人体不得病少得病或病轻而能自愈。我们平时治病在药物的治疗干预下将临床症状消失就算治好了吗？要透过现象看本质，看是否是在透支人体正能量和损害其他脏腑为代价暂时维持临床症状的消失呢？扶阳医学的治疗目的绝对不要这样的结果，它是在"一"的层面、在推动人体气化圆运动的总动力上下功夫，是在护正的前提下去除病邪，是在帮助病人提高免疫力和自愈能力的基础上治疗疾病的，让病人恢复其正常的气化功能状态，加强其康复自愈能力，恢复其自然有序的免疫功能，寓治疗养身延年于一体，使人体强健而尽终其天年。这也是扶阳医学的最高治疗宗旨，所以扶阳医学是治病养身延年的医学。

（三）扶阳医学是优生优育的医学

扶阳医学是一门扶阳护正的医学，是天人合一的脉法，是从根本上治理疾病的医学。老子曰："道生一，一生二，二生三，三生万物。"扶阳医学的理法是从"道"的"一"的层面治疗疾病调理身体的，扶阳医学主张"以火立极""无问其病以极为归"，"极"指的就是坎中一阳，就相当于"一"的层面，坎中之阳，源于乾元一阳。天人合一，坎即为肾，坎中一阳就是肾中之"精"，《内经》曰："肾者，主蛰，封藏之本，精之处也。""夫精者，生之本也。""精"就是人体阳气的蓄积封藏状态，它是人体生命之根，立命之本。《中医基础理论·藏象》又曰"肾藏精，主骨生髓，主生长生殖发育"，人体是靠肾中精来主生殖的，肾精是人体的能量信息库，具有强大的生殖力、再生力。父母的肾精是孩子的先天，所以要想要一个健康聪明的孩子，首先要强壮其父母之肾精，这是必须的先决条件。而扶阳医学的理法方药和脉始终就是以坎中阳——

人体立足之本为重点和切入点的，抓住了人体生命生殖之根本。实践证明应用扶阳医学理法调理出生的孩子，既聪明又健康，而且五官生化端正，所以说扶阳医学是优生优育的医学。

（四）小结

扶阳医学不单纯是一门学问，它上可利国，下可利民，所以学好传承好扶阳医学，并临床应用好扶阳医学，近可解除病人痛苦，远可强民强国，于国于民意义重大。

三、扶阳医学的历史地位

扶阳医学不是一个门派的学问，更不是历史发展过程中一门阶段性的学派，如金元四大家，它的理论源于《易经》《内经》《伤寒论》等经典之理，又经历了二百来年的发展完善，形成了一套系统的经得起反复实践验证的理脉法药体系，它是对民族传统文化和祖国医学的传承、发展和升华，否则便降低狭隘了扶阳医学。扶阳医学与其他任何中医学派和学术思想都不矛盾，因为它的立法是围绕阳气的生长收藏气化圆运动而设的，其他学派多为截面战或节段性的战术，而扶阳医学是一套综合的纵深战术或迂回战术，从第一诊开始就为阳气的生长收藏复命归常诸法都已设想好了，一、二、三、四、五、六……等法药方的大框架都设想出来了，主要是切入准确、次第分明、收功完美，不但是扶助阳气，把阳的用发挥好，更重要的是要把阳气保护治理好，而使阳气归其位，蓄其势，恢复其正常的生理功能，这才是扶阳医学的真谛。学好扶阳医会让你明明白白地看病，踏踏实实地处方，信心实足地收功，个人感觉是在其他任何学派都无法能体会到的感觉，这亦正是扶阳医学的魅力所在。其他学派战术处方可以说都是扶阳医学综合战术的一部分，它和其他学派是不矛盾的，所以说它是治病养生延年的医学，其理论是医学至理，所以扶阳医学将会是医史长河中一颗璀璨的明珠，将永远闪耀着灿烂的光芒。因此当下的我们一定要把扶阳医学学好传承好，并要发扬光大，这也是历史赋予我们的重要责任。

当代著名运气大家顾植山教授说："扶阳医学的理论是中医理论的核心。""扶阳医学抓住了阳气的气化规律失常为病机。""阴是阳气的另一种表现形式，是阳气逐渐收藏的状态。""阴阳是不平衡的，是阳主阴从。""坎中阳是机体阳气气化运动的原动力。"顾植山教授的学术思想与扶阳医学的核心理论是统一的，同时他也肯定了扶阳医学理论在中医学中的地位，著名教授刘力红博士讲"荷担中医家业，传承扶阳法脉"。

四、学之悟

《内经·素问·四气调神大论篇》曰："冬三月，此谓闭藏，水冰地坼，无扰乎于阳……此冬气之应，养藏之道也。逆之则伤肾，春为痿厥，奉生者少。"我认为对于我们的身体"无扰乎于阳"不但只适于冬三月，一年四季都要"无扰乎于阳"，因为我们现在一年四季都可能伤寒，甚至天天都可能伤寒，而伤到阳气，从而影响阳气的生长收藏过程而使人体生病。扶阳医学的诸法就是保护扶助治理阳气的，调理好阳气以维护其正常的"生长收藏"状态，它就是围绕着阳气的"用""收""藏""复常"下功夫的。老子《道德经》曰："夫物芸芸，各复归其根。归根曰静，静曰复命。复命曰常，知常曰明。不知常，妄作凶。"扶阳医学的治病过程就是顺乎了这一自然养生之道，所以扶阳医学的法脉是天人合一的法脉。

（一）阳气的"用"就是相当于阳气的"春生夏长"，阳气生长升发受阻就用桂枝法，动力不够就用附桂法，或非附桂法，以利于阳气的顺利升发生长。

（二）阳气的"收""归极"就相当于阳气的"秋收"状态，保护治理这个状态比较复杂，大约分三种情况：

1. 上焦敛降的力度不够如是肺虚证就可以用滋补或补益肺气法：可用附子法或经方时方（如麦门冬汤、益肺汤等）；如是实证就宣肺祛邪或兼清降大肠的汤药，可用桂枝法加味或经方（如麻黄汤、宣白承气汤等）；如离火不降，可用朱茯神诸法，亦可用滋阴清降心火的经方（如黄连阿胶汤等）。

2. 中焦的升降失调：如胆的相火不降、阳明不降，据具体情况就可以直接用清降之汤药，如大小柴胡汤、四逆散、正胆汤，半夏泻心汤，白虎汤、承气汤、竹叶石膏汤类等，或用扶阳医学的建中法、藿香法，砂仁法等法。另一情况是因为肝郁、脾弱不升而影响中焦通降的，可根据具体病情在建中法中加用养肝疏肝温肝、运脾健脾的药，或先用朱茯神法、附桂法及理中法加味等。

3. 下焦的收纳力不够或阳气已外越。一方面是因水浅不能深潜藏，因坎卦是两个阴爻中间夹一阳爻，要让阳气更好地封藏，在这里富阴亦很重要；一方面是水太寒阳气不能下潜，据具体病情可用大引火汤、大定风珠、潜阳封髓丹或四逆汤类法等。以上三种情况都是为了阳气的顺利收降潜藏，可总合为

171

坎离既济之法。

（三）阳气的"藏""守极"相当于阳气的从立冬到冬至的冬藏状态，就可用附子法的填精法，以利完成阳气的壮补畜积与封藏，可谓阴阳和合之法。

（四）阳气的"复命归常"就相当于阳气从冬至到立春的一阳初生状态，就用附子黄芪党参综合法、冬至养生汤或附桂法等，以利于阴阳顺利交接和阳气的温煦复出，生发有力，更好地温养全身，使生机化机通达无阻，身体则安矣，此为水土合德之法。

特别说明，扶阳医学并不是只用温补药而不用苦寒凉润攻下药，但只要温甘药能解决的问题尽量不用寒凉药，只在特殊病情时权宜酌用寒凉克罚药，以免伤及脏腑和阳气。总而言之，都是为了很好地扶助保护治理阳气，使其按正常的轨迹发挥其作用，而实现阳气正常的"春生夏长秋收冬藏""无扰乎于阳"的状态。

第二章　圆运动

圆运动概述

　　圆运动是真理，是道，是自然法则，如：一年六气的转化，一之气厥阴风木，二之气少阴君火，三之气少阳相火，四之气太阴湿土，五之气阳明燥金，六之气太阳寒水。三阴三阳的开枢合，太阳为开，少阳为枢，阳明为合，太阴为开，少阴为枢，厥阴为合。大自然阳气的气化运动轨迹就是圆运动，春生夏长秋收冬藏；天人合一，人体阳气的气化及五脏六腑的气化都是圆运动，左升右降，肾脾肝左升，肺胃胆右降，人身的生命轨迹（生长壮老已）亦是圆运动；太阳地球月亮等星体都是沿着不同的轨道进行着自转与公转的圆运动，一年四季的变化，春夏秋冬，一个月的月圆月缺，每天早中晚的变化都是圆运动；我们做大夫的天天都在调理圆运动，帮助病人气化圆运动圆得更顺畅、更有动力，更长久，这就是我们的工作，所以自然界中无处不是圆运动。

圆运动学说的学术渊源

（一）彭子益的《圆运动的古中医学》。他是以《易经》河图中气升降圆运动之理，破解《内经》《难经》《神农本草经》《伤寒杂病论》和温病学说的千古奥秘，理出了"生命宇宙整体观"，详析了自然界阳气的生长收藏过程，是科学实用的中医系统科学，李可前辈称彭子益为"中医复兴之父"。

（二）黄元御《四圣心源》的圆运动学说。他在该书阐发四圣典籍之精蕴的同时，详加阐述了"枢轴运动"（圆运动）观点，首先提出了"扶阳抑阴""贵阳贱阴""一气周流的学术观点"。重视中土，扶脾阳，脾气升胃气降，转中轴而运四旁，以中土立极。

（三）以中土立极的理论基础：五脏应五位，肾水—北方—应冬季；肝木—东方—应春季；心火—南方—应夏季；肺金—西方—应秋季；脾胃土无季位中央，主四隅，主每季月的后 18 天，主上一个季月与下一个季节的顺利交接，没有中央土的运化四季是没法交接和转变的。天人相应，没有中焦枢纽脾胃的脾升胃降，其余脏腑的气化顺接亦是无法进行的，金无土不生，火无土不伏，水无土不蓄，木无土不立，都离不开土的运化，更重要的是脾胃是人体气血生化之源，而为后天之本，所以能提出人体以中土立极而运化四旁的观点亦是非常重要和有意义的。

圆运动法总则①

中气如轴经气轮

旋转升降是平人

胃胆包心膀肺降

脾肝三小肾肠升

五行生克原一化

六气和合病则分

温清补泻复升降

圆运动法说与君

胃经不降呕吐呃

嗳痞胀眩惊不寐

血衄痰热与咳烦

浊带遗利益眩辈

实则发狂与食停

其它皆是虚之类

---

① 本内容由彭子益爱徒王养林的弟子牛忻群提供。牛忻群，山西屯留县渔泽镇岭里村人，现任山西省肉种鸡场医务所副主任医师，1970年跟随屯留县名老中医王养林老师学习中医，待诊左右，耳濡目染，最早聆听到《圆运动的古中医学》的声音及启蒙教育，老师常讲《圆运动的古中医学》"其理至易，其法至简、遨游其间、终身受用"。因当时有关《圆运动的古中医学》的书籍皆在文革中流失，王老唯一幸存的有彭子益的圆运动法的总则，当时让我抄写慢慢地领悟其中的精神内含，故此保留至今。

胃是诸经降之门
肺胆不降胃受累

脾经不升利清谷
满眩带浊脐下寻
便血后重腰腿酸
关节淫疼冷手足
身重口干不用肢
黄疸疟瘕皆虚目
脾是诸经升之关
肾肝不升脾反覆

胆经不降呕渴胀
耳目额腮口齿项
消冲浅肾又践中
危哉寒下而热上
协热下痢与入室
往来也非实邪状
此经能决十一经
不独肝经升不畅

肝经不升痛遗淋
痢痔血胆寒疝瘕
便气阴寒诸下热
带目瘕半漏吹崩

目舌消虫躁厥缩
诸风百病尽虚证
陷而忽冲呈阳亢
欲乎阳亢降胆经

肺经不降咳痰短
汗百痿痛烦寒喘
声泪涕喉肿晕鸣
胃胆肾痨殃非浅
大肠不升痔漏胆
泻痢此经不尽管
便难肺胃痛肾寒
实热肠痈与外感

膀胱不降恶寒甚
项背强直荣卫病
小便病热非膀胱
不纳病寒肾责任

肾经不升遗利寒
尻疼不寐坐不定
口淡面灰冷命门
寒水克火阳之论

心理不降神明惑

舌红非常并非热

小肠不升分水难
腹疼尿赤大便白

心包不降觉心烧
肾水增寒中土绝

三焦不升水土寒
少腹干热乃木邪

肺胆胃与肝脾肾
陷逆诸病六经任
逆不病寒陷不热
逆寒火虚热木性
右虚左实上下根
升降四维中央问
总括外感与内伤
再求营卫六经尽

第三章　扶阳医学与圆运动

扶阳医学与圆运动的关系

圆运动是"道"，是宇宙万物之运动规律。人秉天地之正气而生，四时之法成，天人同构。《道德经》云："人法地，地法天，天法道，道法自然。"人是宇宙的一部分，必遵循自然规律。扶阳医学就是研究天人合一，促使人体阳气与自然界阳气气化规律同步的医学，而自然界阳气的气化规律之一就是圆运动。自然界阳气一年四季的变化：春生夏长秋收冬藏；一天阳气的升降。这二者都符合圆运动的规律。天人合一，人体阳气的气化规律亦是圆运动，如人体阳气子午周天的运转，卯酉周天的左升右降。扶阳医学的立法用药就是按人体阳气的圆运动气化规律而设立的，如桂枝法、附桂法就是助阳气左升的；砾茯神法、滋阴法等就是助阳气右降的；附子填精法是助阴阳和合、蓄积能量，增加原动力的；四逆法是助阳气子午周天运转的；冬（夏）至养生汤就是促进天人合一、助人体与自然界气化同步的。人体之所以生病就是人的气化圆运动出了偏差，气化升降不顺畅了或阻滞了，扶阳医学的法药就是帮助人体修复阳气的气化圆运动，使其运转得更顺畅，更有动力。从这个意义上来说，扶阳医学也是研究人体阳气圆运动的医学。

人体三大气化圆运动与坎中阳的关系

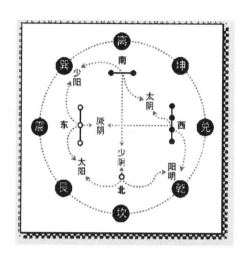

（一）人体三个大的气化圆运动的原动力皆源于坎中一阳

第一个圆运动：是以心肾相交为主轴的子午周天，子时一阳生，阳气由坎中生发，并启动真阴沿着督脉上升，上济于心脑，升已极而降，极则一阴生，真阴引诸阳及君火沿任脉下降交于肾，形成坎离既济，心肾相交。这一纵向的圆运动气化失常，容易导致上火下寒、阴虚火旺，上升不及、下降不利等阴阳失调证，适用于扶阳医学的附子法（如四逆法）和滋阴法（如大引火汤、黄连阿胶汤等）等。第二个圆运动：是按八卦六经次第的圆运动，太阳经—艮卦（为阳气升发之门），厥阴经—震卦，少阳经—巽卦，少阴心经—离卦，太阴经—坤卦，阳明经—乾卦，少阴肾经—坎卦。太和之气由坎启动，经太阳经进入艮土，使土温木润（木是在土中生长的，土中冲和，木才能生长），再由二木生火，火生土，土生金，金生水，完成了一个卯酉周天的圆运动，亦为金木交并的圆，左升右降。左升不及主要适用扶阳医学的桂枝法、附桂法等；填精后复命归常的左升之法，适宜水土合德之法，如附子黄芪党参法等，右降不及主要适用于扶阳医学的朱茯神法、滋阴法、清降之法等非附桂法。第三个圆运动：中轴的圆，就是脾升胃降。坎中阳生命门相火，相火生脾已土，君火生胃戊土，相火旺，脾土即旺，脾升清的运化功能就强，脾为胃升其津液，脾升胃降。中枢（中轴）转运通畅，四旁亦运转无阻，则脏腑气化正常，上下阴阳交通自然，此适用于扶阳医学桂枝法的建中法、附桂法中的扶阳建中、理中法及非附桂法的藿香法等。由此看出，坎中阳是人体气化圆运动的总动力——原动力，它就是人体的能量库、核反应堆。

（二）阳气的气化圆运动与疾病的关系

人体阳气在体内的运行轨迹是一个圆，坎中阳是人体气化圆运动的总动力，郑钦安曰"万病皆损于一元阳气"，所以坎中阳受损或不能正常升发，或不能正常收藏，直接影响了人体的气化圆运动，从而导致五脏六腑气化功能失常而产生疾病。那我们治疗疾病达到什么程度才算把人体的病治愈呢？难道说是在药物的作用下症状消除了或者吃着药不犯病就算治好了吗？暂时把病人气化圆运动圆起来了就算治愈了吗？我认为大夫暂时用药把病人的症状消除了，并不能说是把病人治好了，病人为什么会产生病症？要究其根本原因。怎样让病人以后不再发生类似病症，即使人体生病亦有能力有本钱自愈和修复，那才算治愈了疾病。那怎样才能让人身体具备强大的免疫力和自愈力呢？其根本点就是在人体的能量库——坎中阳上下功夫，在人体气化圆运动的原动力上下功夫，扶阳医学就是以坎立极，在这一方面下功夫的，补藏肾阳，填补肾精，强壮肾气，人体的肾气强了生命力就强，其自身的免疫力、抗病力和自愈康复力就强，扶阳医学对治疗疾病不但是要消除当前的临床症状，更注重远期疗效的稳定，讲究完美收功，所以按阳医学的理法脉去治疗疾病，不但疗效好，而且远期效果稳定，同时亦达到了未病先防的目的。

扶阳医学与圆运动

先后天的关系

　　无先天，后天不立；无后天，先天不生。先天必须靠后天来充养，亦必须依靠后天起作用，后天亦必须靠先天来培育，如相火生脾土。人体的任何气化圆运动都离不开肾阳（先天）这个原动力和中土（后天）这个枢纽，水土合德是为大成。水土合德的先决条件是坎离既济，因此坎离既济、水土合德是扶阳医学的两大法则，而坎中阳既是坎离既济的落脚点，又是水土合德的起始点，所以坎中阳是扶阳医学立法的核心。

扶阳医学与圆运动学说的区别

扶阳医学是扶助保护治理阳气的医学，它是抓住阳气的气化圆运动失常为病机，始终是围绕阳气的生长收藏而立法用药的，使阳气顺利地生，更好地长，顺利地收，更好地藏。扶阳医学讲的圆运动是以坎立极的，从圆运动的原动力上着眼，重视增强人体自身康复自愈能力和抗病能力，让人体达到自然有序地健康免疫状态，从而实现治病养身延年之目的，实为上层医学。圆运动学说是以中土立极的，以圆运动的中轴着眼，重视中土，并提出"扶阳抑阴，一气周流"的观点，很是难能可贵，对临床治疗具有重要的指导意义。一个先天一个后天，无先天后天不立，无后天先天不生，水土合德万物生焉，世界大成矣。

第四章　扶阳医学临床应用

　　阳气的生长（阳用）和收藏就是一个气化圆运动。扶阳医学的立法都是围绕这个气化圆运动而设的，为了体现开始立法切入点的不同和治病的次第，以及便于分辨病人阳气的生长收藏气化失常的病机不同，将以下案例归纳为两类：一类是阳用发生障碍的病案，一类为阳气收、藏发生障碍的病案。其实在后续治疗过程中是很难截然分开的，治疗目的就是让其恢复正常的一气周流，所以彼此治法是相互融合的。

阳用发生障碍的病案

病案一，肾炎

张某某，女，13 岁。满脸肿甚，时时干呕。小便白血球多，尿如米汤，西医诊为肾炎。特来求治，诊后分析：此为肝风脾湿两相夹杂，生化之机被阻，波及膀胱之气机不化。应宜化气行水，驱风润木，使肝脾协和，土能制水，木能生气，生机化机两相运转，膀胱之精液乃藏，气化乃得宣通。亟应扶助后天，使先天得立。如此，即用温精化气，血乃能附，气血得以交流，先后乃得并茂，脾肾肝引下元之气由中而上，上下得其交接，稚阳得其枢转，到将来冲任带必然无亏，为治本之方针也。

【初方】桂枝尖 18g，茅术 12g，西茴香 15g，明天麻 12g，松节 12g，广皮 15g，厚朴 12g，炙甘草 6g，生姜 45g。

【方解】用桂枝尖宣通太阳，明天麻润木镇风，松节通达骨节，使经络相连。西茴香交合脾肝，使脾畅而木条。广皮开腠理、通皮毛，使腠理之风邪随桂枝尖鼓荡从皮毛而泄。用茅术化湿燥土，厚朴降逆降浊，生姜通心脾，使火土相运。炙甘草崇脾土，使桂枝尖助运化，而四旁互通。

【反应】服药后，脸肿消。

【二方】加益智仁 18g，淫羊藿 24g，广紫苑 15g。

【三方】加制附片 60g（先煎两小时），去紫苑。

【二三方解】用附子大温坎水，使水化气上升，缘木而行，交于华盖，雾露得降，元气可复。淫羊藿拨转阴阳使生化之机循环不已。广紫菀疏肺络，使化源与运化两相亲洽，天地得通。益智仁暖脾温肾，使先后天旋转不息，生化更能有用。

【反应】药后查肾炎已愈，尿清澈正常，后服末药以巩固。

总结：由实案证明诊断分析明确，方精药简，完全以扶阳护正为要，皆助生机气化，而毫无克罚伤正之药，实乃上层功夫也。（《卢铸之医案》）

病案二，哮喘

张某，女，22岁。哮喘病史已18年，经中西治疗均无效。咳嗽气紧气喘，头昏痛，晨起咳喘更甚。分析诊断：此病系幼年所得，有两大原因：一因食乳后伤风，互相裹聚于肺胃之间。二因蒸变期间，工者不察，妄用清凉退热之品，寒湿凝聚于重楼，久久未愈。一感天时变换气流，内外相击，正邪相搏，此病必发。中医古病为哮喘，西医认为气管炎，此女体干薄弱，气血不充，因生子后气血又伤，一感六淫一发即剧。治宜正本清源，化太极中之驳杂，使阴阳分合无谬，或清气分中之秽浊、血分中之留污，更使水火既济，水土合德，先后二天均能得养，非化阴为阳，化浊为清，使气畅而血流，卫温而荣和，诚为拨通日月往来之路，遵古保全天真、营卫生会两大法门不可。

【初方】桂枝尖15g，茅术12g，茯神15g，广皮12g，南藿香15g，制南星12g，法半夏15g，炙甘草6g，生姜汁1杯。

【方解】用桂枝尖拨动太阳，透达少阴，使里面通达，气机可行。茅术制土泄水，膀胱之气化必宣。茯神与茅术同行一个道路，清浊得分。制南星、法半夏拨动阴道，降清中之浊，起浊中之清，升降自然。藿香宣通秽气，化源与运化上下通调，网膜鬼门开合自然。姜汁借阴中之阳，化清中之浊，神明毕照膻中，贲门、阑门、膀胱三者开合自然。广皮皮膝双走，内外交通，引姜汁、茅术泄水于皮毛，化寒为汗，营润而出。甘草与桂枝尖相合，务期化阴为阳，内外之通达皆成自然。

【二方】天雄片60g（先煎2小时），白芥子15g，厚朴12g，制南星15g，法半夏15g，鲜广皮12g，茅术9g，甘草6g，姜汁1杯。

【方解】用天雄拨动火炉，温暖水泉，使水气沸腾，升于天宫，使清道得明。白芥子、厚朴引导群阴归于坎地，通达膀胱小肠与决渎相合，使精气上升，浊阴从二便而出，为彻通天地、拨动枢纽之旨。

【三方】天雄片60g（先煎2小时），桂枝尖18g，鲜广皮12g，杏仁15g，厚朴9g，朱茯神15g，法半夏18g，胆南星12g，炙甘草6g，姜汁1杯。

【反应】服一、二、三方后，气紧转松，睡眠稍好。

【四方】制附片75g（先煎2小时），广皮12g，茅术12g，法半夏18g，白芥子18g，制南星15g，炙甘草6g，姜汁1杯。

【反应】服四方后，饮食睡眠增加，精神较前好转，喘亦稀疏。

【五方】制附片90g（先煎2小时），筠姜45g，杏仁15g，桂枝尖60g，制南星24g，茅术12g，淫羊藿30g，法半夏18g，炙甘草12g，姜汁1杯。

【方解】用杏仁降利肺中之浊，淫羊藿起肾中之阳归脾归肺，筠姜温暖中宫，助土之运转，是升清而降浊、温中而暖四末之法也。

【反应】服五方胃痛止，眠食均有增加。

【六方】制附片 90g（先煎 2 小时），贡术 15g，法半夏 15g，砂仁 12g，广皮 15g，制南星 15g，桂枝尖 24g，炙甘草 9g，姜汁 1 杯。

【反应】服六方气喘气紧大减，饮食睡眠逐日增加，精神好多了。

【七方】制附片 90（先煎 2 小时），鲜广皮 15g，茅术 12g，桂枝尖 45g，厚朴 12g，广紫菀 24g，淫羊藿 45g，炙甘草 12g，姜汁 1 杯。

【六七方解】用砂仁发动乾坤之机，导五液引归坎宫，意在成全天地交泰，以助生生化化不息为要。紫菀疏导肺络，膻中胃口呼吸更能转换，与坎中微阳相会，大气必能升举。

【反应】服七方后病人愈，继服末药。

【末药方】制附片 120g（先煎 2 小时），贡术 18g，上蒙桂 15g，白芥子 30g，毛化红 30g，京半夏 30g，广紫菀 30g，炙甘草 15g，筠姜 60g。服法：共为细末，每日服 3 次，每次服 9g，温开水冲服。

总结：此病之治，不专在哮喘，纯在天真与营卫上打算。且乳子未满周岁，为先天两天建立之时，营卫生会之机，乳子不慎，外邪与乳相聚，重楼必阻，蒸变为筋骨发展之时，只宜扶助水火变换之机，不能抑制生化。今所用之法，纯保天真营卫，所用之方，纯在分清别浊，使升降无乖，遵古顺逆之旨归，余之拙意也。（《卢铸之医案》）

病案三，二便坚涩。

罗某，男，75岁。大便逼胀，小便淋漓难出，治疗很久，二便仍感艰涩未愈。诊断：此病在大小二便，为浊阴出路。古人云：知进退必知升降，知升降要知清浊。此人年过七五，正从心所欲之数，在余润之期，且二便为九窍之降机，小便为太阳之降机，大便为阳明之降路，肺之门户也。今二便艰涩，年在余润，应从余润下手，必使九窍交会，通利乃可自然，治法先升太阳之气，气即阳也，阳升而阴降，清升而浊降，欲升降自然，更必以太阳枢机入手，如日月经天，太阳太阴各有轨道，使轨道无错，必从不逾矩下手，做到天地交泰，日月合魄，乾坤定位为要。如果专意降利，浊未降而清反下行，阳气必伤，阴滞更剧，即成天地否矣，工者慎之。

【初方】淫羊藿24g，升麻18g，桂枝18g，砂仁9g，茅术12g，益智仁18g，炙甘草9g，生姜60g，葱白7根。

【方解】用淫羊藿调拨阴阳，使阴阳交换有路。升麻拨动枢纽，使清浊升降无阻。茅术燥土泄湿，使运化通达于五行。用桂枝尖引少阴之气与太阳相接，使太阳由水而土，由土而木，由木而火，随脾之运化交通于上下内外。砂仁纳五脏之正气归于坎宫，使微阳鼓荡，大气得以升举，乃能交通升降。益智仁温暖脾肾，使先后互相为用。葱白通经达络，引脉归根，使枢纽之机能通达无阻。生姜助火生土，土燥而湿流，湿降而膀胱之气化乃宣。甘草奠安四旁，使六合之气机交通于内外。

【反应】初方服后，大小便逼胀稍减。

【二方】制附子60g（先煎2小时），淫羊藿30g，桂枝尖18g，升麻18g，益智仁24g，檀香9g，砂仁12g，炙甘草6g，葱白 10 根。

【方解】此病人，病虽过久，而禀赋素强，今既在余润，必大温坎中之微阳，上与膀胱小肠相会，且小肠膀胱为太阳之腑，而又为心肾之表，凡人小解时，须用心肾相合乃能一便而解。大解时，须用肺肾相合，乃能一便而解。因肺居上，能升清阳，肾居下能起微阳，心居中，为乾坎之间，真阴寄焉，心与肾相通，坎离得以交济，肺与肾相通，大气得以上升，雾露得清，化源得畅，膀胱小肠均实赖之，二便通利，亦实赖焉。服前方既拨动枢纽，通达上下。于次方内加附子刚烈之性，起坎中之正气，返归于乾，即是禅功所谓取坎填离，返本归原。因此人年过七五，在枯杨生稊之际，用此温水济火敛金，使金火水相互为用，少阴反出太阳，期成天清地泰，上下交通，往来不息之意。檀香纯香之味，生于南国，得火性最富，用此消阴化秽。

【反应】服二方后，大小便都畅快了，比前减轻六成。

【三方】制附子 75g（先煎 2 小时），升麻 18g，茅术 12g，砂仁 12g，桂枝尖 24g，益智仁 24g，淫羊藿 30g，炙甘草 9g，生姜 45g。

总结：此种病，固难常见，治之亦非易事，稍有不慎酿成天地否塞，阴云四起，阳光不能毕照，性命即有危机。此老人禀赋素丰，前服泻火通利，久久未治，倘再迟延，微阳飞出，危殆极矣。余今用此，遵古通因达阳，拨开生死之路，由下而上，注在强中固本，使水能济火，金能生水，土能运化，是大强生化之机，亦助生生不息之理。（《卢铸之医案》）

病案四，高热昏迷

何某，女，5岁。发高热，一身痛及皮肤发痛，人昏迷，气逼不饮食。此病湿凝于内，食积于中，久久未消，复风淫于外，饮寒于内，肌腠束缚，脏腑凝滞，阴阳不行，往来不利，脾困胃隔运化停机，重楼清虚都不开合，酿成阴格于中，阳阻于外，其发热也，是阳不归内也，无门而入也。此时应宜拨转机能，阳能化阴，阴动而阳起，阳起而气流，气流而血濡，贲门幽门乃可开通，众善之门乃可自动，是拨乱而反正助正而却邪，使云行雨施，气动津生，肺源可通，重楼可开，清虚可洁，更助下元，温泉水升大气，和阴阳腠理可松，网膜开合得其自然，阴则归阴，阳则归化，以助生机强化机为主。且此女年在妙龄孩提之时，一七未至生木生火之时，再用土迎火，使火能生土，土能伏火，互相扶助，五脏之生发养育都归于火土之中，是益火原暖坤土，水土火三者互相怀抱，手足四肢自然得其灌输，五脏得归于清虚之腑，化源得归于运化之中，生化乃可建立，是不易之法也。

【初方】天雄片30g（先煮2小时），茯神12g，茅术12g，桂枝尖18g，油松节15g，厚朴12g，炙甘草6g，生姜15g。

【方解】用附子之嫩者，启少阴之阳，交于少阳，引少阳之火寄于膻中，使二火对照，土得其生，土畅而金生，金生而水暖，水暖而木调，木调而周身气血循筋络达肌腠归四肢，是助火之法也。朱茯神行君火之明，疏膻中之质交于胃，归于脾，脾，土也，土得火生得水泽，土质润泽，木得其养，筋络得其柔和，肌肉得其条理，皮毛乃能开放，使阳能正位，邪化于无形。茅术燥土泄湿，土燥湿流，胃中之积气随湿而溜化。

桂枝兴引附子蒸化之气机归于太空，内内外外，咸沾其润泽，气机血液由筋而络，而骨节，而薄膜皆得其温。厚朴引胃中之积滞归于沤渎，松节引筋膜中之凝滞归于膀胱，得太阳之蒸发一切瘀污皆化。甘草奠安四旁，强运化之能也。生姜通达神明，引通三焦来往之游行，凡天空中之厌秽尘氛无不冰消。

【反应】服后烧全退，小便长，胃还不开。

【二方】天雄片 45g（先煎 2 小时），茅术 12g，南山楂 15g，厚朴 12g，法半夏 12g，大麦芽 15g，广皮 4 个，炙甘草 6g，生姜 30g。

【方解】纳南山楂、麦芽化积滞调肝脾，木土交质，化机自转，生机自动，胃中之宿积倾然而下。法半夏降胃隔中之逆归于肠脏，广皮宣毛窍中之气能微汗而解。

【反应】服后周身发白色疹子，微汗，身痛消失，咳痰。

【三方】制附片 60g（先煎 2 小时），淫羊藿 24g，法半夏 12g，砂仁 6g，桂枝尖 18g，制南星 12g，广皮 12g，炙甘草 6g，生姜 30g，

【方解】用附子得火土之气最充者，助先天以强后天，扶后天而返回先天，使先后并茂，小孩之生机化机不停息。淫羊藿引三阳之气达于三阴，阴阳自相协和，生化更有妙用。借砂仁纳五脏之精微交流于六腑，使阴阳密藏，气血循行于脉中，上下内外都能通达，乾能健坤能守，是强健先后之妙旨也。用制南星辛苦之品，辛以润之，苦以化之，润化得其自然，阴阳更能互相守助，上不生痰，下能道利，是清澈通腑之借用也。

【反应】三方后疹子消，咳嗽消失，纳好，病愈。

总结：此病必是蒸变有乖，食饮不慎、衣服不谨所致其发

热也，是蒸变之情态。此蒸变小儿应有之状，且此女未到一七，少阴少阳正在化育之中，此种热不能以水泼之，不能以风授之，应宜如炭炽火，使蒸气蓬蓬，大气得以升举，脏腑得其润泽，筋络得其畅条。吾今用此借火以温水，使水化气，气能行血，气血交流，内外都归于润泽之中，大气必然升举，阳自然卫外，阴自然守中，使小孩得其天然景态，百脉骨节生生无阻，两者不可忽焉。(卢铸之医案)

病案五，脑炎

周某，女，10岁。5天前发高热头昏痛，身痛，在第3天突然抽起风来，人即昏去，急送医院治疗。抽脊髓检查诊断为脑炎，医疗未效，又发呕吐，项强背反张，而来此诊治。诊断：此病系阳明主病，为风寒两伤阻碍肌膜，因此太阴受制，脾不畅达，肺不宜通，酿成经腑合病，阻碍手足太阴化源与运化两不协和，是时在春分阴阳分明之际，里气不畅，表气不达皮毛，肌肉筋络皆为扰乱，为阴凝于中，邪束于外，应宜化阴为阳，使阴凝消散，阳气得通为主。此种病症屡屡有之，今此女二七未至，太阳之气转枢则不灵矣。恐是误服凉品，并刺伤肌膜，精髓被吸，即成胃与脾束缚太紧，内外更不相通，已成柔之状。此种情状，应宜大壮真阳，宣通太阳气机，拨转阳明太阳两条道路，经腑可能宣通，气机自能畅达，任督二脉即能交合是为至要。

【初方】制附片60g（先煎2小时），南藿香18g，茅术15g，法夏18g，厚朴12g，桂枝尖24g，南山楂15g，炙甘草6g，生姜60g。

【方解】用桂枝尖化阴为阳，拨开云雾，藿香宣通秽浊散却尘氛，茅术理中土之湿，湿去而土可燥，脾乃能运化，法半夏降胃逆，引胃气与脾相协，厚朴降浊阴归于决渎，南山楂化脾胃中之积滞，使阳明太阴无阻，借附子之雄烈添火热水，水气沸腾通行于筋络肌腠之中，内而三焦通达，外而筋骨柔润，偕甘草以缓和中宫，缓能伏气，和能调达脏腑，使大气布满于全身，气血得以交流，荣卫得以协和，何痉症之有哉？引生姜循行阴阳界限之中，使刚烈之性为柔和，柔和之性化为调济，是去邪而正得复矣。

【反应】服初方二剂后，烧热退尽，呕吐亦止，神志清醒，项背活动无碍，能行走，腰穿伤口疼痛仍在，胃口不佳。

【二方】制附子60g（先煎2小时），淫羊藿24g，茅术15g，西茴香15g，桂枝尖18g，松节18g，炙甘草6g，生姜45g。

【方解】加淫羊藿引阳气布满于阴穴之中，使阴阳互相扶助。西茴香温暖脾土，与淫羊藿联袂而行，脾之运化则源源不息。松节迎辛温之品，透达于筋络骨节循环之地，使筋络骨节柔和自然，即是去痉之余，亦扶正之法也。

总结：此病凡东风解冻之候，阳春烟景之际，正发陈之时，应宜使三阳开泰为主，三阴附和为要。此则变理阴阳之奥旨也，学者于此小病之中，将阴阳变换之时，阴随阳化，阳随阴守，凡人稍有不慎，食饮不节，行卧不谨，寒去热来，风动蛰起，每每有此情况，注意注意。（《卢铸之医案》）

病案六，瘛疭病

张淑清，女，29岁。患者每到晚上足趾转筋，白天则手指转筋，伴疼痛，每日发作四至七次，已患数月，发时甚痛难忍，影响睡眠，饮食平常。诊断：此病由燥而湿浸入筋络，因湿能生风，风动筋自摇，因血气失联便成瘰疭，小筋软短，大筋欲长不得，故收缩作痛。治宜大温气血，使气血交流于筋膜之间，短而长，放而收养成伸缩自然为要。

【初方】天雄片60g，桂枝尖12g，苍术15g，松节15g，石南藤15g，五甲皮15g，灵仙根12g，炙甘草6g，生姜45g。

【方解】用天雄片温化肾水，使水气流于筋膜之间，迎血来归，筋得其养，用桂枝率领松节、石南藤、灵仙、五甲皮，随附子辛温之气，入于薄膜空窍之地，分化凝瘀之湿，用苍术行风湿流，生姜通达阴阳，使阳行而阴随，湿流而滞消，后用甘草奠安脾土，使阳气布于四旁为要。

【反应】手足转筋已减少次数，人还根软无力。

【二方】天雄片75g（先煎2小时），桂枝尖15g，茅术15g，松节30g，石南藤18g，五甲皮30g，益智仁24g，炙甘草6g，灵仙根15g，生姜45g。

【方解】加益智仁引肾脾之精液交流于筋络薄膜之中，使筋络温暖润泽，可期伸缩自然。

【反应】服后手足转筋已愈，睡眠安稳。

【三方】天雄片75g（先煎2小时），桂枝20g，松节18g，茅术12g，杜仲24g，石南藤18g，灵仙根15g，淫羊藿20g，炙甘草6g，生姜45g。

【方解】用淫羊藿引阴阳之气与杜仲一起透入薄膜之中，使筋络收缩无阻，务期阳气通达于四肢，凡大肉大骨皆能柔润一切纤维均活跃自如。（《卢铸之医案》）

病案七，疮疡（流痰结瓜带下案）

杜某，女，17岁，1955年1月11日初诊。白带增多1年余，月经未来潮，服中药有半年多，未得效果，随后头部太阳穴痛，周身及心腹均痛，畏寒，胸闷不思饮食，夜难安眠等。今年4月左手虎口处同右足涌泉穴侧突起包块，初不觉痛，到6月间手足的包块均已溃穿，约2寸多深，流脓量多，腊月初背上又起了一包块，半月间连起5个，疼痛难忍。经过两位中医诊治，曾经服药上药，历时半年有余，仍无效果，特来求治。诊断：此病缘因气郁于中，又伤饮食，寒热不节，阻碍脾胃，以致经水不调，医又用寒冷收涩克伐之品，一阻运化，一伤元气，阻碍气血之交流，酿成阴阳不协，由内而外，凝结于肌肉筋络之间，竟成刚柔不协，凝而成疮，成为流痰结瓜，复外用清凉之品，内服凝滞之物，未溃者不溃，已溃者肌肉难生，实阴盛于阳，气血为之更伤，竟成食眠行动不足之至，枯瘦如柴，面色无神，精神不振，黑黄布于面。此时亟宜大温气血，化阴为阳，使阴阳协和，气血得以交流，清浊得以分明，使内安外攘，亦强生生之本也。

【初方】天雄片45g（先煮2小时），桂枝尖18g，茅术12g，秦归15g，松节15g，淫羊藿18g，法半夏12g，炙甘草6g，生姜45g。

【方解】用天雄大辛大温之品，与桂枝尖为先锋，引入气血凝聚之处，使阳能化阴，凝能流动，积去而瘀凝得化，阳达而气血可行，是引通气血交流之意。茅术泄脾土之湿，法半夏降膈中之凝，使脾胃通达，更与桂枝尖偕行，一切凝滞污秽之物，渐渐化归于下焦决渎之处，膀胱气机，推行无阻，肾中微阳升举有力。淫羊藿引微阳通达于筋络骨节交会之处，使秦归以润之，松节以达之，如此桂附之辛，更大起作用。借生姜宣通心阳，下归于脾，又得炙甘草以奠之安之，心脾上下相照，而五行之大运处处皆通，一切凝结不通之瘀，自然渐渐而消，是温化引通之大要法也。

【反应】服初方后，痛减，余症平稳。

【二方】天雄片 60g（先煮 2 小时），桂枝尖 15g，白芷 12g，秦归 12g，松节 15g，淫羊藿 18g，杜仲 15g，炙甘草 6g，生姜 30g，炒陈艾 3g。

【方解】借白芷清香之品，化瘀浊并通九窍，陈艾化气中之血，血中之凝，结而为痛之病可消。用杜仲引桂附温化之气，通行于筋络百脉骨节之内，使阳行而阴凝全消之意也。

【反应】服二方后，背上包块溃胀流出，痛大减，食纳增加，睡眠好转。

【三方】天雄片 60g（先煮 2 小时），桂枝尖 24g，茅术 12g，炒西茴香 15g，秦归 15g，五甲皮 12g，松节 18g，炙甘草 6g，生姜 60g。

【方解】用西茴香之甜香，领导五甲皮通达于周身筋络薄膜，无纤毫之蕴余，与桂附大化大行，气血即源源而通，凝瘀即渐渐而消。

【反应】服三方后，包块已平，脓液很少。

【四方】制附片 60g（先煮 2 小时），秦归 15g，桂枝尖 24g，潞党参 18g，杜仲 18g，西茴香 15g，筠姜 30g，炙甘草 9g，韭菜 10 根。

【方解】用潞党参助肺液，韭菜清血中之瘀，与潞党参随化源流行于五脏之间，使精津气血液，处处充分。

【反应】服四方后，包块已不流脓，疼痛消失，溃烂口已缩小。

【五方】制附片 75g（先煮 2 小时），筠姜 45g，砂仁 12g，桂枝尖 45g，淫羊藿 30g，炙甘草 15g，韭菜 10 根，陈艾 3g。

【方解】加砂仁引五脏之气，归纳于肾与坎水相合，反起微阳，化精为气，使气化大行，布满于全身。

【反应】服五方后，包块溃烂口更缩小，其中两处已完全愈合，精神转好，面色红润。

【六方】制附片 60g（先煮 2 小时），桂枝尖 18g，秦归 15g，西茴香 15g，砂仁 12g，制黄芪 15g，筠姜 45g，炙甘草 9g，韭菜 10 根。

【方解】更借黄芪引泉水升于艮山，由震而巽而离，成为天地交泰，乾坤合和之用也。

【按】此病服药至六方后，各病均渐渐告愈，后以末药及炖肉方服，其人遂康复如常。（《卢铸之医案》）

病案八，前列腺增生肥大。

江某，男，58 岁，1988 年 7 月初诊。小便排泄困难 6 年余，加重 2 年。每至下午，小便频急，夜尿十五六次，基本无法正常睡眠。小腹胀，小便细而无力，便时长至 3～5 分钟，很困难。舌胖，质淡，舌边有明显齿痕，舌苔白滑腻，脉沉缓，重取无力。辨证：肾阳虚衰，气化无力，水湿留滞。治疗：温阳行水、利水，拟真武汤化裁。

【初方】制附子 75g（先煎 2 小时），生白术 15g，茯苓 25g，淫羊藿 20g，生姜 60g。3 剂，水煎服，日 1 剂，分 2 次温服。

【反应】用药后，每次小便尿量增加，小便次数明显减少，小便较前通畅，夜尿减为每晚两次，但是仍然感觉排尿力度欠佳。

【二方】前方加桂枝25g。3剂，水煎服，日1剂，分2次温服。

【反应】用药后，排尿力度增加了。

【三方】在前方基础上砂仁15g，用这味药来纳五脏之气归肾。

后继续调理，整个治疗，用药不到30副，整个身体情况便完全改善，精力增加了，排尿正常，夜尿仅有一次。

此病例是阳用发生了问题，关键是肾阳太弱了，先强壮肾阳是第一要务，所以用了75g制附子，20g淫羊藿，先壮补肾阳。待肾气有了点本钱，才能用上桂枝，去拨通太阳，帮助膀胱气化。待阳气温通后，再加上砂仁，纳五脏之气归肾，启肾精合五脏。与淫羊藿形成沟通上下阴阳之用，以达先后天并茂之势。（《卢崇汉医案》）

病案九，暴哑。

一藏族男性教师，56岁，1988年12月7日初诊。1月前突然降大雪受寒后出现头痛、项强、恶寒，当时连续服3片解热镇痛片，药后大汗，头痛减轻。第二天，喑哑。经当地医院诊治未见，今特来成都我诊所诊治。病人壮实，面带倦容，无法说话，只能用文字进行交谈，其症状：头痛、项强、身痛、微微恶寒、咽痛。舌质淡红，舌苔白润，脉沉紧，分析此病人是由于寒邪中太少两经所致导致的暴哑。治疗：宣肺散寒，温肾暖脾，拟麻黄附子细辛汤加生姜。

【初方】制附片75g（先煎2小时）麻黄15g，辽细辛15g，生姜60g。3剂，水煎服，日1剂，分2次温服。

【反应】服第一剂后，病人大汗，随之头痛、项强、身痛、恶寒明显减轻，稍微能出声。两剂药后，诸症完全消失，声音亦恢复正常，微感乏力。

【二方】上方去麻黄、细辛，加桂枝30g，淫羊藿20g，砂仁15g。2剂，水煎服，日1剂，分2次温服。

【反应】吃完药后，体力完全恢复，身体再无不适感。

此病人是因寒中太少两经，闭阻肾气，直接影响阳气的升发和气化功用，所以用麻附辛直入少阴、太阳。麻黄：辛温发汗，解表散寒，开宣肺气。附子：壮元阳，补命火，搜逐深陷的寒邪。细辛：入少阴，窜经络，入髓透骨，驱逐寒邪，启闭开窍，既助附子温命门，拨动肾中机窍，又助麻黄表散风寒，开通上焦清窍。此方具有强大的宣肺散寒、温通肾阳、开窍启闭的功力，可以用来治疗寒邪困阻肾阳、闭阻督脉、窒塞清窍而引起的疾病，可起到极好的治疗效果。用麻附辛温通散寒后，用原方去麻黄、细辛加桂枝、淫羊藿、砂仁。拨通太阳透达少阴，引阳温煦而出，由土而木，由木而火，由火而土，而金而水。加之淫羊藿、砂仁勾通阴阳，上下交济，使阳气得以升降气化正常，五脏六腑皆得其养，身体安矣。（《卢崇汉医案》）

病案十，外感

张某，女，35岁，2015年3月10日初诊。外感咳嗽有痰，头痛咽痛，口干一周。舌淡红，苔薄白，脉：右寸肺脉稍浮紧，左膀胱脉紧，左尺脉稍沉有根。辨证：外感寒邪。治则：解表祛寒，宣肺止咳。

【初方】桂枝尖20g，苍术15g，法半夏20g，香白芷15g，石菖蒲20g，陈皮15g，茯苓15g，南山楂20g，炙甘草5g，生姜25g。3剂，水煎服，日1剂，分2次温服。

【反应】头痛消失，咳嗽咽痛明显改善，脉紧象消失。

【二方】继上方去掉苍术、白芷、南山楂，桂枝尖减为15g，加白术15g，砂仁15g，淫羊藿15g，紫菀15g。3剂，水煎服，日1剂，分2次温服。

【反应】药后诸症消失。

此病人由于外感寒邪，阳用受阻，使肺的宣发肃降失常，经气不利，津液不得气化，而引起以上诸症。先用桂枝基本法和祛肺寒洁重楼之法，解表祛寒、宣肺化痰，以助阳气恢复生发气化之功用。在拨通阳气升发气化道路之后，第二方用白术加强健运中土的力度，以助生金。紫菀疏肺通络祛痰。用砂仁引太阳入太阴，并与淫羊藿勾通上下，交通阴阳，使阳气气化畅达，以利身体功能尽快恢复正常。（《刘之凤医案》）

病案十一，月经淋漓

张某，女，45岁，2015年3月18日初诊。5天前正值月经期，因与家人闹矛盾，坐在凉地上哭闹一个多小时，从此腹腰冷痛，月经淋漓不断。脉沉细滞稍紧，左尺沉弱，舌淡红稍青。分析：寒凝胞宫，气血瘀滞。治则：温经散寒，行气理血。拟护正调经法加味。

【初方】制附子45g（先煎1小时），桂枝15g，苍术15g，炒小茴香20g，茯神20g，砂仁15g，蒲黄15g，炮姜15，炒杜仲 20g，川断 20g，青皮 15g，陈艾叶 15g，当归 10g，炙甘草 10g，生姜 50g。3 剂。水煎服，日 1 剂，分 2 次温服。

【方解】用附子大温坎水，壮补肾阳，桂枝温经散寒，苍术建脾祛湿透表，炒小茴暖肝温脾，茯神建脾利湿安神，砂仁开郁行滞，蒲黄、炮姜行瘀散寒理血，炒杜仲、川断补肾舒筋，以加强固摄，青皮舒肝解郁，陈艾叶温经理血，当归活血养血，炙甘草奠安中土，生姜通达神明，宣散寒邪。全方共达温阳散寒、行气理血之作用。

2015 年 3 月 21 日二诊。吃到第二剂血水即止，腰腹冷痛明显改善。继续调理，拟附桂法加味。

【二方】制附子 60g（先煎 2 小时），桂枝 15g，炒白术 20g，茯神 20g，炒小茴 20g，官桂 15g，砂仁 15g，吴萸 10g，淫羊藿 20g，寄生 30g，炙甘草 15g，生姜 60g。5 剂，水煎服，日 1 剂，分 2 次温服。

【方解】白术建脾燥土，官桂温肠热血，吴茱萸温肝行郁，淫羊藿引太阳入脾土，沟通阴阳，寄生补肾祛湿。

【反应】药后病愈。

按：女人以血为用，肝藏血，肝气郁结，必致行血不畅，加之经期，胞宫最易受寒，气郁又寒邪入侵，势必导致经血寒凝血瘀，有道是血不利则为水，所以病人出现经水淋漓。其治法不能单去止血，应温阳散寒，通经理血，是为要法。（刘之凤医案）

病案十二，习惯性流产

张某，女，35 岁，2013 年 10 月 9 日初诊。因自然流产 3 次，今欲备孕二胎，经人介绍特来调理。平时月经周期基本正常，量偏少，痛经，并伴随腰腹凉，怕冷，腰酸乏力，心情抑郁，经常脘肋胀痛，多年不曾发烧。刻诊：末次月经是本月4日，量少，色暗，腹痛难忍，经期3天。病人脸色黄无光泽，手脚凉，舌淡暗，苔薄白稍润，脉弦紧，尤两关，且两关显滞，两尺沉弱，膀胱脉紧。辨证：外邪常带，肝胃寒滞，肾虚宫寒，冲任虚弱，胎元失养。

【分析】告知身体如此状况是不宜怀孕的，应首先把身体各个部位调好了再考虑妊娠，否则即使免强怀孕也易流产，使身体会更虚弱；即使胎儿可保，母亲孕期过程不但很痛苦，孩子出生后也不会健康。需先去外邪，再调理肝胃，温肾暖宫，调补冲任，最后调理受孕。患者欣然接受。

【一诊处方】桂枝15g，苍术15g，陈皮15g，炒小茴香15g，青皮15g，石菖蒲20g，砂仁15g，法半夏20g，南楂20g，炙甘草15g，生姜30g。3剂，水煎服，日1剂，分2次温服。先去外邪。

【二诊处方】制附子30g（先煎1小时），桂枝15g，浙白术20g，茯神20g，炒小茴20g，良姜10g，灵脂15g，佛手15g，青皮15g，公丁15g，砂仁15g，淫羊藿20g，炙甘草15g，生姜30g。4剂，水煎服，日1剂，分2次温服。扶阳祛寒，舒肝助胃。

【三诊处方】制附子45g（先煎1小时），肉桂15g，浙白术20g，炒小茴20g，干姜20g，灵脂15g，青皮15g，吴萸12g，砂仁15g，法夏15g，陈皮15g，炙甘草15g，生姜50g。5剂，水煎服，日1剂，分2次温服。扶阳温肝，暖中建胃。

【四诊处方】制附子60g（先煎2小时），官桂15g，浙白术 20g，砂仁 15g，炒小茴 20g，补骨脂 20g，公丁 15g，炒麦芽 20g，焦楂 20g，法夏 15g，当归 8g，炙甘草 15g，生姜 60g。5 剂，水煎服，日 1 剂，分 2 次温服。扶阳暖脾，疏肝健胃。

2013 年 10 月 27 日五诊：经以上四方调理后，患者外邪已去，胃痛消失，肝寒气郁已除，腰酸腹冷、手脚凉已缓解，心情舒畅，饮食改善，脸色已现光泽。舌淡红，苔薄白，脉细稍滑，左尺稍弱。接下来温肾填精暖宫，拟附子填精法加味。

【五方】制附子 75g（先煎 2 小时），肉桂 15g，炒小茴 20g，益智仁 15g，菟丝子 20g，巴戟天 20g，干姜 20g，牛膝 15g，鹿角胶 10g，紫石英 30g，当归 10g，炙甘草 15g，生姜 60g。6 剂，水煎服，日 1 剂，分 2 次温服。

【方解】方中制附子、肉桂大温坎阳，强壮肾气，炒小茴舒肝暖脾行滞，益智仁补肾健脾。鹿角胶、菟丝子、巴戟天补肾填精，牛膝引诸药下行，并行血补肾。当归养血活血，改善下焦血液循环。炙甘草奠安中土，以运四旁。方中紫石英：气味甘温，治女子风寒在子宫，宫寒不孕。取其性温质重，能引诸药直达下焦而温宫。干姜：温里散寒，驱散阴霾，以利阳气流通。生姜通神明，理肌腠。

2013 年 11 月 4 日六诊：昨晚来月经，感觉有点腰酸，小腹稍不适，未出现腹痛。舌淡红，苔薄白，脉细滑，左尺有根稍弱。拟扶阳调经法。

【六方】制附子 45g（先煎 1 小时），肉桂 15g，浙白术 20g，炮姜 20g，蒲黄 15g，青皮 15g，生杜仲 20g，炒小茴 20g，炙甘草 15g，陈艾 15g，生姜 50g。3 剂，水煎服，日 1 剂，分 2 次温服。

【方解】浙白术健脾燥湿，运化中土。蒲黄、炮姜：理血化滞去污。青皮舒肝理气行滞。生杜仲疏筋通脉，并能引通带脉与子宫。

2013 年 11 月 7 日七诊：月经已净，舌淡红，苔薄白，脉细稍滑显弱，两尺稍沉。继续给以补肾精益气血，拟附子黄芪党参法。

【七方】制附子 60g（先煎 2 小时），肉桂 15g，浙白术 20g，炒小茴 20g，黄芪 20g，当归 15g，党参 20g，巴戟天 20g，菟丝子 20g，砂仁 15g，益智仁 15g，炙甘草 15g，生姜 50g。5 剂，水煎服，日 1 剂，分 2 次温服。

【方解】方中黄芪、党参加强益气养津的作用，黄芪配合当归首益气养血。

2013 年 11 月 12 日八诊：患者感觉身心轻松，纳食正常，舌淡红，苔薄白，脉细滑，左尺有根有神。告诉患者可以准备受孕，很是高兴。继续调理：益气血，调冲任，温下焦。拟附桂法加味。

【八方】制附子 45g（先煎 1 小时），桂枝 15g，浙白术 20g，当归 15g，白芍 15g，川芎 6g，阿胶 10g（烊化），南沙参 25g，吴萸 9g，法半夏 15g，丹皮 12g，炒小茴 15g，桃仁 6g，炙甘草 12g，生姜 30g。6 剂。水煎服，日 1 剂，分 2 次温服。

【方解】桂枝、芍药调和营卫，协调阴阳。川芎、当归、阿胶养血活血。南沙参养肺益阴，以增化源。丹皮、桃仁活血行瘀，调理胞宫。吴萸舒肝理气，行郁止痛。炒小茴、法半夏行中化滞，行脾降胃。

2013 年 11 月 19 日九诊：患者按计划受孕，身体感觉如常。舌淡红，苔薄白，脉细滑，两尺有根。应进一步调补肾气，以准备好养胎的能力。拟扶阳固肾法加味。

【九方】制附子 75g（先煎 2 小时），肉桂 15g，人参 12g（另煎），浙白术 20g，茯神 20g，炒小茴 20g，巴戟天 20g，菟丝子 25g，生杜仲 20g，川断 20g，炙甘草 12g，生姜 50g。8剂，水煎服，日 1 剂，分 2 次温服。

【方解】人参大补气津，茯神健脾养心安神。

嘱：近期注意调养，预防感冒，吃完药后，等待佳音。

2013 年 12 月 6 日十诊：月经应期未来，天天早晨试孕，今天试孕已显试阳性，患者既高兴又紧张。刻诊：身体略感酸乏，胃脘隐约不适，舌淡红，苔薄白，脉滑有弦象，两尺脉较充实。拟补肾固胎和胃之法。

【十方】制附子 60g（先煎 2 小时），浙白术 20g，朱茯神 20g，人参 15g（另煎），老叩 10g，大麦芽 15g，菟丝子 25g，寄生 30g，川断 25g，白芍 20g，炙甘草 10，生姜 30g。6 剂，水煎服，日 1 剂，分 2 次温服。

【方解】朱茯神镇心安神。老叩、大麦芽快膈开胃消食。白芍养阴柔肝。寄生、川断补肾强筋壮骨，加强固胎效果。

嘱：一定要静心养胎，不要紧张，脉象很好，服完药后行 B 超检查。

2013 年 12 月 12 日十一诊：患者拿着 B 超单：报告显示胚胎发育很正常，符合 6 周妊娠。患者很高兴，总算看到了希望，原来怀孕早有出血现象了，还伴有腰腹痛，现在自我感觉很好，无明显不适。继续补肾固胎，以壮胎元。拟扶阳固气保胎法加味：

【十一方】制附子 75g（先煎 2 小时），桂枝 15g，浙白术 20g，茯神 15g，人参 15g（另煎），炒小茴 15g，炒益智仁 20g，菟丝子 25g，炒杜仲 20g，北芪 25g，灶心土 50g（包），炙甘草 15g，生姜 50g。10 剂，水煎服。

【方解】灶心土引火归土，火土合德，镇肝宁胆，坤健子安，胎儿灵芽易于生长。

嘱：前 5 剂一天 1 剂，如无特殊情况，后 5 剂隔日 1 剂，中间有任何不适急时来诊。用心保胎，千万不能饮冷着凉。到孩子出生时告诉我一声，从脉象看，可能是你希望的，是个男孩。患者及家人欣喜若狂，说一定给我送面锦旗。我婉言谢绝。

2014 年 8 月 21 日患者来电，孩子出生一周了，是个男孩，孩子体重 7 斤 8 两，孩子的头发又黑又长，眼睛又大又亮，接生的医生说将来一定是个健壮聪明的孩子，代表全家人表示感谢。我听后，也很高兴。

病案十三，先兆流产

王某，女，29 岁，2014 年 10 月 18 来诊。患者因备孕曾经调理过一段时间。现停经 38 天，早孕试纸试孕呈阳性，可做 B 超却查不到孕囊，特来治疗。现感觉乏力，腰腹不适，纳食尚可。舌淡红，苔薄白，脉细弱稍滑，两尺脉稍沉弱显滞。分析：阳气虚弱，胎元失养。予以温阳促胎，拟附桂法加味，亦是扶阳医学的当归四逆综合法。

【初方】制附子 45g（先煎 1 小时），桂枝 15g，朱茯神 20g，砂仁 15g，白术 20g，党参 20g，当归 10g，红花 6g，生杜仲 20g，续断 20g，炙甘草 15g，生姜 30g。4 剂，水煎服，日 1 剂，日分 2 次温服。嘱吃完药后做 B 超检查，以观其效。

【方解】患者年轻时曾多次坠胎流产，身体比较虚弱，造成一侧输卵管不通，一侧通而不畅，月经量少，色黑，有血块，且周期延后，前 2 年亦曾经怀孕过，都在不知不觉中流产了。今年 5 月份经在本诊所调理一段时间后，月经基本正常，她能怀孕确实很不容易，可现在又查不到孕囊，这是个很棘手的问题，通过脉象看她不但阳虚动力不足，还有输卵管这个通道阻滞不畅的问题，既有阳虚又有阴阳不协、气血瘀滞情况。所以用药不但要温化阳气，还要用协调阴阳引通血脉的药，那这通血脉的药用量多少？用多长时间？确实要慎重，用量多了，用的时间长很可能造成流产，如不用或量不够很可能出现孕囊出不来，不能尽快移植宫腔，或造成宫外孕，或成死囊，考虑再三，根据其脉象体质拟了扶阳医学的当归四逆综合法加味。方中制附子、炙甘草、生姜为四逆汤，温化阳气，把能量输送到盆腔子宫，并加杜仲引通道路至带脉子宫。方中桂枝、当归、红花、续断、炙甘草为当归四逆汤的架构，来温通血脉，协调气血阴阳，补肾强筋脉。当归四逆综合法就是治疗盆腔因阳虚又有血虚血寒血滞不通、阴阳不协所导致的疾病。在此特别指出按常规来讲孕妇用活血的红花是忌讳的，现在情况是血脉瘀滞不通，瘀血不去新血不生，据扶阳禅内证证明红花可改善肾及盆腔微循环，因肾主胞胎，盆腔血液循环不好亦直接影响胎孕，微量红花不攻不破，只微调微化，从另一种角度讲更起到补血养血的作用，而且此量在四逆温肾且又有多位益气强筋脉的药物作用下是无防碍的，是安全的。朱茯神镇静安神定志。砂仁化精行滞，纳五脏之气归肾。白术、党参益气健脾，运化有权。

建议：对于孕妇没有把握病机、脉象及立法用药次第进退的，不要盲目试用活血药。

10月26日二诊，B超结果显示：胚胎已找到，但位置太低了，并出现少量褐色分泌物，这样很容易造成流产或早产，很是担心。脉象较前好转。继续扶正温阳，升胎促长。

【二方】在前方的基础上去掉红花，附子增至60g，加升麻6g，炮姜15g，桑寄生30g，菟丝子30g，灶心土50g。6剂，水煎服，日1剂，分2次温服。嘱卧床休息，不能食冷饮，注意保暖。

【方解】附子量增至60g，大补肾阳肾气，增强下焦固摄力。升麻助益气升提，用此小量亦是考虑患者筋脉弛弱，不能大力升提，否则更易掉胎，慢慢启升更为妥当。炮姜祛肾寒，温通血脉，并兼止血功能。桑寄生、菟丝子补肾助胎安胎。灶心土：助土镇肝，坤健子安，胎儿灵芽易生。

11月3日三诊，药后自我感觉良好，褐色分泌物已消失，脉象较前有力，左尺脉已有根，继续调理。拟扶阳固肾法合寿胎丸加味。

【三方】制附子80g（先煎2小时），肉桂12g，白术20g，炒小茴20g，茯神20g，砂仁15g，巴戟天20g，菟丝子30g，桑寄生30g，阿胶10g（烊化），川断30g，桂枝6g，灶心土50g，淫羊藿20g，炙甘草15g，生姜60g。6剂，水煎服，日1剂，分2次温服。

【方解】制附子量又加大至80g配合肉桂大温肾阳，安胎有力，助胎生长。炒小茴温肝健脾。巴戟天、阿胶：补精养血。桂枝拨动太阳，透达少阴，引阳外出，只须用少量桂枝使阳气旭旭透出，以温养胎芽，助脑髓生长。淫羊藿与砂仁勾通阴阳，使上下气化无阻。

11 月 10 日四诊，药后再做 B 超，示胎位已升高，入宫腔内，胎体大小胚芽长得都很好，患者非常高兴，愿继续巩固治疗。前方去炒小茴加党参 20g，以加强助长胎儿的功能。10剂，水煎服，日 1 剂，分 2 次温服

嘱药后注意调养，既胎元已固，母体已强壮，不用再服药。

1 年后患者抱着一个健康的男婴来告知，这就是我给她调治出生的孩子，很健康，且聪明，五官生化很好。

这孩子挽救了他的家庭，如再不能生育，家庭婚姻即面临破裂，为此我感到很欣慰，自己心里亦充满感激，感恩扶阳医学。

按：治疗妇科疾病，不但要看病、症，更要看其脉证病机，紧抓人体根本——坎中一阳，还要结合其生理特点，全身和局部相接合，局部和生理特点相结合，权宜之法相宜，一定要明理得法，以脉立法，法定药随，从而形成脉—法—药三位一体的治疗模式。

阳气的收藏发生障碍的案例

病案一，高血压

于某某，男，30 岁。头昏脑涨，难以入睡且睡不安，靠吃西药睡才能睡两三小时，后安眠药失效，纳少，口渴思饮，但不受水，腹胀，汗出、心悸，头项热甚，手脚凉。辨为收纳与交合乖谬，生机运化错乱。此病人的治疗：先用引导之法，拨通道路，清浊分明，先开中宫，脾胃得转，运化乃行，继以温化水火，下元得暖，中宫之气机得以交通，使上下开合，精神魂魄自然圆通，而食饮有加，睡眠亦得安矣，脑髓与神经自然渐渐活跃。治法：调和阴阳，引阳下行。

【初方】朱茯神 15g，茅术 9g，石菖蒲 12g，厚朴 9g，酸枣仁 12g，淫羊藿 18g，砂仁 9g，炙甘草 6g，生姜 24g，灶心土 50g。

【反应】服药之后，腹胀减轻，睡眠有所改善，不服西药也能睡 4 小时。

【方解】用朱茯神安定神智，石菖蒲引通心窍，与肺相连，与膻中相接，用枣仁收敛神魂，与魄相附，伏龙肝取火土相合，使意藏于脾，神寄于心，魂归于胆囊，是安定神智，使魂魄相附为用。昼则魂居上游于目，魄居下藏于脾，即是交安火土神魂上下相照之意也。夜则魂藏于肝，因肝胆得肾水而养，子时一阳升，微阳达于肝胆，木得其养，魂得其安，睡眠自稳。借淫羊藿引阳入阴，起阴交阳。砂仁纳气归肾，又引气上升，使五脏连成一气，五行总于化。借生姜通达神明，厚朴微降逆气，是阳行而阴流，阴守而阳达，引茅术助燥土泄湿之能，使收纳变化有力，佐甘草运化五行交纳于六合之中，务期六合同春之意。

【二方】朱茯神 15g，炒枣仁 15g，砂仁 12g，白芍 12g，炙甘草 9g，淫羊藿 30g，生姜 30g，灶心土 50g。

【反应】头项热减，饮食增加，睡眠更好些，腹已不胀。

【方解】：借白芍引春夏相交，使木火通达无间，暗助生长之机，意期收藏得果。

【三方】制附片 60g（先煎 2 小时），炙甘草 10g，生姜 60g，炒枣仁 15g，砂仁 12g，朱茯神 15g，炒柏子仁 15g，补骨脂 18g，灶心土 50g。

【反应】头项已不冲热，手足已暖和了，每夜能睡眠 6 个小时，心不慌了。

【方解】借附子刚烈之性，养生专收藏之气，随日月之运行，交纳于元阴元阳之中，使生化源源不息。用补骨脂引精液流行于筋络肌肉之间，使空隙无阻，气机刻刻不停。柏子仁通达心脾，交合神意之用也。

【四方】制附片 75g（先煎 2 小时），秦归 15g，炒枣仁 12g，砂仁 12g，朱茯神 15g，柏子仁 15g，炙甘草 9g，生姜 45g，灶心土 50g。

【方解】加秦归调摄木土，润木熄风，使土能运化，木通上下，四肢百脉皆成自然。

【反应】服药之后，饮食增加，睡眠可达 8 小时，心不慌不跳，四肢温暖，精神好。

【五方】制附片 90g（先煎 2 小时），葫芦巴 60g，砂仁

15g，潞党参 24g，琥珀 9g，朱茯神 15g，炙甘草 12g，煨姜 60g。

【方解】借琥珀松木之精，日月之华，有分别昼夜、交安气血之能使。人生于天地之间，借日月之精华，以养其身，水火调护其形，是人之气，为天之正，人之血，为地之用，凡七情六欲扰于中者，用此安之镇之。与潞党参助肺之化源，引浊阴降于魄门，而阴秽日日消出，且魄门为肺之用，是遵古化浊而迎清，葫芦巴引壬癸之精，交于坤土，脾意蕴藏而不露，运化达于四旁，精神魂魄安然有归。

总结：本例病人之治法，纯遵古人调变之用，变换出于水火，生长崇于土木，收藏于金水，是生长收藏生生不息之理，收纳升降，六合同春之意。不安睡而睡自稳，不健食而食饮自香，务期人身之阴阳，与炁血连成一气，水火调济有方，自然阳能正阴能守，魂安魄藏，与日月往来无间，是养生之大妙也。

按：经典火神派对上热下寒证认为乃为阴火证，也就是虚阳外越的反映，多采用郑钦安所推荐的潜阳封髓丹加味的治疗方法，虽然有效，但反复率较高，而且凉药对胃口的影响比较明显，导致治疗往往半途而废。针对这种的上热下寒证，卢铸之自然有一整套思路与方法，那就是先用朱茯神为君药的方法，引虚阳下潜为主，交通水火，并以调整土木为辅，转动枢机，以阳气潜纳收藏为收功之目的，最后将附子用至 90g，直至坎阳，使阳气潜藏更加稳固，更妙用葫芦巴 60g，引精入土，借脾土之运化而安四旁，可谓："水土合德，世界大成矣。"用这一味药而达此深意，实为妙也！（《卢铸之医案》）

病案二，高血压

刘某，男，25 岁。高血压头痛而重，失眠，梦多精冷，牙龈出脓，喉干。诊断：此病系心包络与肝胆之神经系欠畅，兼肾精不能化气上行，因此髓与脑神经亦为之所伤。治宜温肾化精，即可生髓生脑，并温中宫，使脾胃转输畅旺，而气血交流，则周身必可安舒，如能多多休养更佳。

【初方】朱茯神 15g，石菖蒲 12g，砂仁 12g，茅术 9，淫羊藿 18g，炙甘草 9g，葱白 5 根。

【方解】朱茯神通达心包，镇静安神，石菖蒲宣通心窍，使君臣相依为命。砂仁迎肾气归于心脏，使离阴得肾阳而济。茅术引离火旺于脾土，使土能伏火，更与相火相照，成为上下交通之意。葱白引百脉达于筋络骨节之中，甘草奠安四旁，使百脉流行无阻，气血交流有归。淫羊藿纳水火归于坤位，使土旺而金生，金旺而木畅，意期五行运化不息，是遵古生生化化天行不间之理。

【反应】服药后，睡眠好转。

【二方】制附片 60g（先煎 2 小时），石菖蒲 15g，砂仁 12g，茅术 9g，淫羊藿 18g，朱茯神 15g，炙甘草 9g，葱白 5 根。

【方解】用附片大温之性，鼓荡肾阳，升于中土，意使雷出地中，希风雷交作，化阴霾而清生。

【反应】牙溃痛已愈，喉已不干，头沉重痛均减轻。

【三方】制附片 60g（先煎 2 小时），潞党参 15g，石菖蒲 15g，砂仁 9g，朱茯神 15g，炙甘草 9g，葱白 7 根。

【方解】用潞党参助化源与丽水相济，为乾坎回还之意。

【反应】服药后，睡眠增加，头已不痛，还昏沉。

【四方】制附片 60g（先煎 2 小时），枣仁 15g，茅术 9g，潞党参 18g，补骨脂 18g，淫羊藿 24g，炙甘草 9g，葱白 5 根。

【方解】用枣仁、补骨脂引心肾相合于坤土之中。

【反应】服此方后，头不痛胀，睡眠好，一夜都无梦。

【五方】制附片 60g（先煎 2 小时），淫羊藿 18g，砂仁 12g，厚朴 9g，朱茯神 15g，炙甘草 9g，生姜 60g。

【方解】用生姜辛通神明，使离火明照于下，万化皆光。厚朴降阳明之逆，归于水府，使清浊分明，期天清而地泰，凡头目昏花，精气下泄，皆成温暖之象。

【反应】服药后，头不昏也不痛，小腹有冷感。

【六方】制附片 75g（先煎 2 小时），潞党参 30g，砂仁 12g，朱茯神 15g，补骨脂 30g，淫羊藿 30g，炙甘草 9g，生姜 45g。

【反应】精神好，睡眠饮食均佳。

【七方】制附片 90g（先煎 2 小时），琥珀 12g，贡术 15g，砂仁 12g，朱茯神 15g，炙甘草 9g，铁落 60g，桂圆 10 个，柏子仁 24g。

【方解】用桂圆敛安神智，琥珀安定神魂，铁落镇虚阳之气，归于阴阳交会之地，是阳正而阴守，凡睡眠不足，神志不清，皆能清之足之。

总结：此病之治，是团结精气神归于阴阳协和之地，用火土以伏之缓之。缓伏者缓正气，伏正阳，意在使精神魂魄封藏永固，为生生不息之本也。（《卢铸之医案》）

病案三，胃痛呕吐

漆某某，男，66 岁。呕吐不止，食饮难进，胃痛腹胀，食入即吐，腹中有包块两个，患病已逾 8 个月，经中西医治无效，来此就诊。诊断：此病人劳作过久，饱受湿热风霜，食饮风雨不节，因气郁中，伤及肝胃过久。而致胃脾不协，木郁不达，阻碍脾之运化，生机化机两相凝滞，且年过花甲，气血衰少。治宜协和营卫，畅理生化，使升降无乖，清浊分明为要。

【初方】制附片 60g（先煎 2 小时），茅术 12g，白蔻 9g，法半夏 18g，南藿香 15g，上安桂 9g，淫羊藿 24g，炙甘草 9g，煨姜 60g。

【方解】用附子大温太阳之气，上安桂大温太阴之血，用淫羊藿引气归血，迎血附气。白蔻开胃快膈，温中和胃。法半夏降中之逆气，归于沤中。茅术分土中之湿，归于小肠膀胱。藿香扫尘氛，蠲秽浊。煨姜温中宫，行运化。甘草奠中宫，行水道，使清浊循行有路。

【反应】服初方，药后并未呕吐，胃痛减轻。

【二方】制附片 60g（先煎 2 小时），广香 12g，白蔻 9g，茅术 12g，良姜 18g，朱茯神 15g，石菖蒲 15g，炙甘草 9g，煨姜 60g。

【方解】加茯神导桂附之性达于腑中，广香降上中之逆气归于沤渎，用良姜温脾热胃，石菖蒲开胸快膈，随广香之性交流于水道浊道。

【反应】服二方后，胃已不痛，腹中窜气、矢气、腹胀减，能吃稀饭。

【三方】制附子 60g（先煎 2 小时），石菖菖 15g，厚朴

12g，广香 12g，朱茯神 15g，五灵脂 18g，秦归 15g，炙甘草 9g，法夏 15g，生姜 60g，葱白 5 根。

【方解】五灵脂括开胃囊，当归润木清风，使胃囊开放自如，风息木不乱摇，两土可安。厚朴佐法夏之降逆，分化脏腑之凝滞。葱白引通百脉，使气血交流得畅。

【反应】服三方后，腹中包块摸不到，已能吃干饭了，精神好多了。

【四方】制附子 90g（先煎 2 小时），泡参 24g，砂仁 9g，贡术 12g，五灵脂 15g，炙甘草 9g，生姜 60g。

【方解】用砂仁纳五脏之气归于坎宫，迎水中之阳升于华盖，得泡参益气生津，使精气成为雾露之质，化源得以润下，三焦膈间可能畅通无阻，是协合营卫，脏腑乃能交相鼓荡，一切浊气随化源运化之机，在升降道路中，无丝毫乖谬为佳。

总结：此病之治，务使水温土暖，精血乃能化生，气机可能转枢，营卫乃能协和，是建立先后二天之本旨。人身以气为主，气由坎中而来，今水温土暖，精化为气，大气能升，化源有用，是地气而上升，天清而地泰，万物可自然而生成。用以治病，一切杂秽自然化为乌有，生生化化循环可清，必然成为清浊分明境界。此病人由于劳苦无度，饥寒不时，或因食后裹气，饥饱不匀，阻碍了阳明太阴两土之出入，所以用温水暖土之法，使土能制水，并能伏火，水火交相亲洽，天地自无否之情。（《卢铸之医案》）

病案四，心脏病

罗某，女，55 岁。心累、心跳、头昏痛，饮食不下，反胀，午后手心发烧，大便干燥，晚上睡不得。已患 2 年之久，吃药很多无效（14 岁结婚，16 岁生子，共生 16 胎）。诊断：此病因破瓜太早，生子太多，气血阴阳都伤，又饱受风湿浸入血分，阴阳两相隔绝，气血两相阻滞，久久阴阳不通，阳不得阴以化，阴不得阳以守，酿成水冷土寒，生化之机动荡不畅，故有阴阳相隔，水火无用，二火难于相交，水土木焉能得暖，久久水火不能交济，中沤不能沸腾，决渎不能下降，雾露焉得上升，影响食欲睡眠。应宜益火源壮水主，精气源源而升，生化源源而动，气血乃能交流，清浊乃能分明，如此三焦通达，脏腑调匀，元阴元阳乃能两相吻合，精神魂魄乃能互相守固，营内卫外必成自然，是为治此病之要点。如专在心脏一部，心离火也，乾金之化也，金得土以生之，土得火以生之，火土合德，金富而丽水生，水温而精气化，雾露充实，治节如常，传达听命，离中之火自然鲜明照临下土，中宫温暖，相火安位弄成二火相照，气血团结，精神得其稳固。如斯一切阴霾都化为乌有，是安定神明之旨，扶助生化之机是为至要。

【初方】制附子 60g（先煎 2 小时），良姜 24g，菖蒲 18g，远志 12g，枣仁 15g，朱茯神 18g，南藿香 15g，炙甘草 9g，煨姜 60g，灶心土 60g。

【方解】用附子益火源，壮水主；良姜温胃土，安脾土；菖蒲开心窍；远志益心智；朱茯神镇心而化阴中之凝，凝消而神明可照；枣仁安心神，益脾土，使火土合德，养化得其光辉，光照于全身，阴阳无不明矣；藿香洁天地之尘氛，一切污浊随气机而消，煨姜通神明，化浊为清，迎阳归舍，使精神魂魄互相交护，一切皆安；炙草奠安中土；伏龙肝迎土养木，使土木无争，内外都得安和。

【二方】制附片60g（先煎2小时），良姜18g，官桂15g，枣仁18g，公丁12g，茅术12g，秦归15g，朱茯神15g，炙甘草6g，煨姜60g。

【方解】用公丁温胃囊；官桂温脾疏肝，阴结易消，阳气易起；秦归清风镇木，木调而土旺，土旺而金生，金生而水足，水升于上，火得其济，心君自安；茅术化脾中之湿，湿去而暖和，暖者缓伏之意也，意在使命根缓伏，火水都得其通，上下亦常常温暖，归于太和之春矣。

【反应】服二方后，饮食睡眠增加。

【三方】制附片60g（先煎2小时），茅术15g，秦归15g，枣仁15g，砂仁12g，朱茯神15g，柏子仁18g，泡参18g，炙甘草9g，煨姜60g。

【方解】加柏子仁宁心益智；泡参生津生液，化源丰富；砂仁纳阴阳两气交于五蕴之中，使五蕴得空，上下内外无不清澈，食饮睡眠无不增加，是安神益智之妙法也。

【反应】心跳较好，睡眠亦好了，胸闷肤肿已消，吃饭更增，知饿了，但饭后反胀。

【四方】制附子90g（先煎2小时），贡术15g，泡参18g，枣仁24g，北芪24g，砂仁15g，柏子仁18g，固脂24g，炙甘草9g，煨姜60g。

【方解】加北芪迎水中微阳达于离宫，水火互用；恐肾精不足，加固脂迎脾液并迎肾精，下富而上营，是借用之法也。

【五方】制附片100g（先煎2小时），贡术15g，砂仁15g，枣仁24g，北芪30g，潞党参18g，枸杞18g，益智仁18g，桂圆肉18g，炙甘草9g，煨姜60g。

【方解】用枸杞启肾志，壮肾水；益智仁益心智，迎肾精；用此使水火既济，稳定之意。加潞党参助化源，使天地之中常常清露不断，与辛甘之品相合，化阴为阳，养成阳生阴长，天地无否之患，神灵更得其安矣。桂圆迎肾达心，强精助意，使脾肾稳固，水火之上下之往来更期调达，生生化化更期自然。

【反应】心跳比前更减，但心跳时自不响了。

【六方】制附片90g（先煎2小时），茅术15g，桂枝尖18g，砂仁12g，枣仁15g，朱茯神15g，淫羊藿30g，炙甘草6g，生姜60g。

【方解】此时水火虽然交济，而气血阴阳恐难免无有阻隔之时，用桂枝拨开太阳道路，有朝有暮，开闭如常。淫羊藿纳微阳归于阴行之路，冀期永无阻塞之患，是一出一入互用之法。

【反应】头昏耳鸣已愈，吃饭后不胀了，心还微跳，但比以前好多了。

【七方】制附片90g（先煎2小时），贡术15g，砂仁15g，黄芪45g，秦归15g，枣仁18g，潞党参18g，炙甘草9g，煨姜75g。

【反应】各病已愈，心也不累了，只微有点跳动。

【八方】制附片90g（先煎2小时），贡术18g，砂仁15g，枣仁18g，北芪45g，朱茯神15g，柏子仁24g，炙甘草9g，煨姜75g。

【八方】制附片90g（先煎2小时），安桂18g，贡术24g，枣仁24g，固脂45g，北芪45g，潞党参24g，秦归18g，砂仁

18g，炙甘草 15g。共为细末。

【方解】用安桂于丸药之中，热血暖气，使气血自然交流，且丸者缓也，缓即伏之之意也，使正气易复，命根得其永固。

总结：此病之治，其人虽病在心，而实非心也，何也？凡人身以心为主宰，神明之司也，且《内经》云："心不受邪。"何心病之有哉！果有心病，朝发夕死，夕发旦亡。此人此病，何能酿至久久，人不死而病未消！其故何哉？有原因也。其原因安在？实元阴元阳破早，生育过多，精神血液无不伤之。前工指定心脏，而治之不知道路也。其道路为何？人之初生是得父精母血而成胚，其脏即是乾坤立极之本，在人则为性，人由天一生水，直到天五生土，地十成之，其心之在人身中为养脏之主，有宫城有干戈有刀矛有血肉，有木土金水以濡之，养之，护之，保之，其邪何得而至，其病何由而来?！余早见于此，遵《内经》"心不受邪"之旨，必须先强宫城和保护一切，所以就从立命起治。立命者，乾坤也，乾坤之变化为坎离，坎离之变化即水火。水火者为人身不可须臾离也，水本就下，火本炎上，从顺逆二字下手，使火能下降于水底，水得其温，气机畅达，天则兴云布雨，地得其云雨而养物易生易长，即是天地运四时，以生长收藏为用。今余用益火原壮水主，以治此病，表面看来似觉相隔，而实在天一生水，地六成之，天五生土，地十成之之精义搜出，藉以治此，无不当矣。不但此病可藉，而他病凡内伤外感都可藉。仲景用六经以识病，用阴阳作准绳，用五行为生化。凡学医者不由此入手，恐难入其精窍。余虽拙，藉仲师方外求法，法外识病；再藉颜郑二师亲天

视上亲地亲下知本知末知一生二，亦与仲师伤寒一贯，无不成其十全之功。(《卢铸之医案》)

病案五，抑郁症

患者女教师，41 岁。自诉抑郁和烦躁交替出现，呈规律性发作。一旦发作起来，就会出现起卧不安，悲伤不安，一个人大哭，她的烦躁从上午 9 点开始一直到晚上八九点，伴随出现头昏，心悸心慌，纳食不香，倦怠乏力，晨起面目浮肿，午后两腿发肿，口干喜饮，但是不多饮，常常隔一段时间喝一口水，手足心发热，赤脚踩在水泥地上感觉舒服，大便秘结，小便黄赤，唇舌暗红。脉虚数，有结代。西医检查，体温 36 度，脉律是不齐的，心率 106 次/分，多次心电图检查是房性早搏，右心室肥厚，部分的 S 丁段有轻微变化。曾服用多种中西药物，都没有明显效果。综合分析认为是阳虚，昼为阳，昼则魂游于外，病人现在的状况是由于阴盛波及到阳，从而导致烦躁不宁。治以扶阳抑阴，启阴交阳，阳复其位。治法：干姜附子汤加味。

【初方】制附子 60g（先煎 2 小时），朱茯神 15g，龙骨 30g，牡蛎 30g，石菖蒲 20g，干姜 30g。7 剂，水煎服，日 1 剂，分 2 次温服。

【反应】烦躁减轻，其他症状改善。

【二方】继续原方 7 剂。

【反应】烦躁基本消失，其他临床表现也都缓解，脉缓，脉律齐。

【三方】制附子 90g（先煎 2 小时），桂枝 30g，干姜 50g，朱茯神 15g，龙骨 30g，牡蛎 30g，炙甘草 10g。15 剂，水煎服，日1剂，分2次温服。

【反应】一切症状消失。

为巩固疗效，将三方打成粉剂，每天吃3次，每次吃6g，开水冲服。后随访一直很好，心律已正常。

总结：此病最终要回到阳虚上求究竟，回到阳虚这个根本上来。这要求我们临证时时刻刻不忘标本问题，正确辨识标本，不忘扶阳这个原则，就能正确地遣方用药，次第章法分明地处理问题。(《卢崇汉医案》)

病案六，汗证

李某，男，64岁，2016年6月12日初诊。汗证，从小爱流汗，一年四季不断，尤上半身，伴有咽喉不适，大便溏，心脏支架手术后一年余，时胸闷。舌淡青，苔薄白，脉弦滑劲，右寸脉上冲，超越本部，左寸脉滑滞，沉取弱短稍紧，左尺脉沉弱若无。辨证：阳气不足，虚阳外越，兼夹寒邪。治则：潜纳虚阳，兼祛寒邪。拟四逆法加味。

【初方】江油附子60g（先煎2小时），干姜30g，生姜40g，炙甘草15g，人参15g，刺五甲皮20g，川芎12g，龙骨30g，牡蛎30g。3剂，水煎服，日1剂，分2次温服。

【方解】用制附子大温坎阳，纳回浮越之虚阳。干姜辛温，破阴霾，逐寒邪，为阳气纳回畅道。生姜辛散，通神明，遂寒散邪外出。炙甘草奠安中土，以伏火。刺五甲皮：祛风湿，散寒凝，强身体。与川芎同用，具有行血，扩血管、软化血管之作用。龙骨、牡蛎具有潜阳敛汗之作用。

2016年6月17日二诊。汗证基本控制，余证皆有不程度的减轻。舌淡红，苔薄白，脉细滑，左寸脉稍滑滞，沉取短滞，左尺脉沉弱。给以补肾填精，兼顾强心。拟扶阳固肾法加味，以填精守极。

【二方】制附子 75g（先煎 2 小时），肉桂 20g，浙白术 20g，菟丝子 20g，补骨脂 20g，巴戟天 20g，益智仁 20g，太子参 30，丹参 12g，炙甘草 15g，淫羊藿 20g，生姜 50g。6 剂，水煎服，日 1 剂，分 2 次温服。

【方解】肉桂温阳回阳，浙白术健脾燥土，菟丝子、巴戟天补肾添精，补骨脂壮肾髓，益脾液，益智仁温肾暖脾，太子参益气养心，丹参活血养心，淫羊藿勾通阴阳。

2016 年 6 月 24 日三诊。服完二方后，出汗正常，胸闷减轻，咽喉不适症状消失，大便进一步改善。舌淡红，苔薄白，脉左寸滞象减轻，两尺脉有根。继续调理，补肾健脾强心。拟附子黄芪党参法加味。

【三方】制附子 90g（先煎 2 小时），肉桂 25g，黄芪 30g，潞党参 25g，秦归首 30g，砂仁 15g，固脂 30g，杭巴戟 30g，桂枝 15g，茯神 20g，刺五甲皮 20g，川芎 15g，淫羊藿 20g，炙甘草 15g，生姜 50g。5 剂，水煎服，日 1 剂，分 2～3 次温服。

【方解】黄芪引泉水，归于化源。与当归同用，益气养血。潞党参益气生津，桂枝引阳温经通脉，茯神健脾利湿，安定心神。

2016 年 6 月 30 日四诊。病人用药后，整体身体状况明显改善，胸闷基本消失，精神睡眠好。后用人参归脾汤合桂枝茯苓汤，6 剂，以巩固治疗。(《刘之凤医案》)

病案七，手脚凉兼虚阳外越案

王某，女，45 岁，2014 年 8 月 26 日初诊。主诉：手脚凉 10 年余，夏天晚上睡觉都必须穿厚袜子。近一年来又出现脸部阵发性潮热汗出，时有心悸，心烦，平时大便溏，腰腹常感凉。舌较淡红，苔薄白，脉细弱，左寸关脉稍弦浮，右尺脉沉细，左尺脉沉取若无。辨证：阳气不足，虚阳外越，脾肾虚弱。在这种情况下不能先治手脚凉，应先将浮越的虚阳潜藏归位，再守极壮阳，蓄积能量，温健脾肾，培补好阳气，再将正能量温通四肢，只有这样手脚凉才会很快变暖，而且疗效巩固，整体生理功能也会逐步恢复正常。

第一步，潜藏浮阳，拟潜阳封髓丹加味。

【初方】制附子 60g（先煎 2 小时），龟板 15g（先煎 30 分钟），砂仁 15g，炙甘草 15g，黄柏 12g，龙骨 25g、牡蛎 25g、肉桂 12g、生姜 60g。4 剂，水煎服，日 1 剂，分 2 次温服。

【方解】附片大温坎水，并追回浮散之浮阳。龟板滋阴潜阳，虚热可潜。砂仁理气开膈，纳五脏之气归肾。炙甘草崇土伏火。黄柏清虚热，坚肾气。龙骨、牡蛎镇潜虚阳。肉桂温补下元，并引火归原。生姜通神明，宣通上下内外，以利阴阳交济。

2014 年 9 月 2 日二诊。脸部潮红基本消失，脉左寸关浮象消失，左尺沉取已有根但还弱。

第二步，扶阳填精，温补脾肾，拟扶阳固肾合扶阳理中法加味。

【二方】附子 75g（先煎 2 小时），肉桂 15g，补骨脂 20g，菟丝子 20g，巴戟天 20g，白术 20g，朱茯神 15g，益智仁 20g，炙甘草 15g，干姜 30g，炒小茴 20g，生姜 60g。5 剂，水煎服，日 1 剂，分 2~3 次温服。

【方解】补骨脂补肾健脾。菟丝子、巴戟天补肾益精。白术健脾崇土以利伏火。朱茯神镇心安神，交济心肾。益智仁健脾益肾，益智安神。干姜温里散寒，驱散阴霾。炒小茴疏肝温胃理脾。

2014 年 9 月 8 日三诊。服药后，腰腹凉已改善，舌淡红，苔薄白，脉细稍滑，尺脉已有根。

第三步，温肾健脾，扶阳理中法加味。

【三方】制附子 90g（先煎 2 小时），官桂 15g，浙白术 20g，补骨脂 30g，菟丝子 30g，炮姜 30g，砂仁 15g，益智仁 20g，淫羊藿 20g，生姜 60g。5 剂，水煎服，日一剂，分 2~3 次温服。

【方解】官桂温肠热血，理血化凝。炮姜温肾暖脾。淫羊藿引太阳入太阴，沟通上下，交通阴阳。

2014 年 9 月 14 日四诊。腰腹不适消失，大便好转，两尺脉有根。

第四步，温通四肢，拟附子理中法合当归四逆汤加减。

【四方】制附子 80g（先煎 2 小时），白术 20g，炒小茴 20g，砂仁 15g，肉桂 15g，补骨脂 20g，当归 15g，桂枝 20g，细辛 9g，松节 20g，炙甘草 15g、生姜 80g。7 剂，水煎服，日 1 剂，分 2~3 次温服。

【方解】当归养血活血，润木息风。桂枝透达少阴，引阳外出，温通经脉。细辛入窍通络，搜风散寒。松节通关节达经络。

服药后手脚变暖，温度恢复正常，大便正常，并且整体状况明显好转，精力充沛，脸色较前光泽，随访一年一切正常。

按：此病人的治疗过程是一个纵深迂回的治疗，先将外越阳气收回，纳下归位，填精守极，再复命归常，水土合德。所以扶阳医学理法就是在扶阳护正的前提下治疗疾病，切入准确，次第分明，收功完美，注重全局和远期疗效。（《刘之凤医案》）

病例八，心悸失眠

张某，男，75 岁，2015 年 4 月 5 日初诊。心悸，气短，失眠，乏力，时头晕近 10 天，血压不高。脉弦紧稍浮劲，沉取无根，左尺脉已浮，舌淡稍暗。辨证：虚阳已浮越，加之有外邪。拟四逆白通汤加味。

【初方】制附子 75g（先煎 2 小时），炙甘草 20g，生姜80g，葱白 3 段，人参 15g，生龙骨 25g，生牡蛎 25g。3 剂。水煎服，日 1 剂，分 2 次温服。

【方解】大量制附子直入泉底，大温坎阳。炙甘草崇土伏火。生姜通神明，宣通上下。人参益气养心，大补元气。葱白通上达下，宣通窍络。龙骨牡蛎重镇安神潜阳。

2015 年 4 月 8 日二诊。吃完药后来诊，病人很高兴，上述症状较前大为改善，心悸气短好大半，已能安睡，稍有乏力，要求继续调理。脉象较前柔和，尺脉已有根。拟补肾养心安神法。

【二方】附子 80g（先煎 2 小时），苍术 15g，朱茯神 20g，炒小茴 20g，人参 12g，砂仁 15g，刺五加皮 15g，川芎 12g，陈皮 15g，炙甘草 15g，淫羊藿 15g，生姜 80g。5 剂，水煎服，日 1 剂，分 2 次温服。

【方解】苍术燥土泄湿。朱茯神镇心安神，交济心肾。炒小茴舒肝理脾，调畅气机，土木无争。砂仁、淫羊藿启阳交阴，引阴交阳，沟通上下。刺五加皮、川芎扩张血脉，软化血管。陈皮醒脾开胃，疏肝达肺，理肌腠。

2015 年 4 月 14 日三诊。患者上述症状基本消失，精神好，身上已觉有力。切脉，脉象稍沉弱，两尺有根，舌暗减轻。病人平时大便偏溏，怕冷。拟扶阳固肾健脾法。

【三方】制附子 90g（先煎 2 小时），炒白术 20g，茯神 20g，炒小茴 20g，益智仁 15g，官桂 15g，菟丝子 25g，补骨脂 20g，淫羊藿 20g，炙甘草 15g，生姜 80g。6 剂，水煎服，日 1 剂，分 2 次温服。

【方解】炒白术健脾燥土。益智仁健脾益肾，土运化有力。官桂温肠热血，温脾土。菟丝子、补骨脂补肾健脾。全方共奏温肾健脾之效果。

2015 年 4 月 21 日四诊。药后病症基本痊愈，最后用附子黄芪党参综合法以扶阳强身，巩固疗效。

【四方】制附子 90g（先煎 2 小时），肉桂 20g，浙白术 20g，茯神 20g，补骨脂 25g，巴戟天 30g，葫芦巴 40g，黄芪 30g，潞党参 25g，当归首 15g，圆肉 20g，砂仁 15g，淫羊藿 20g，炙甘草 15g，生姜 30g。6 剂。水煎服，日 1 剂，分 2～3 次温服。

【方解】巴戟天、葫芦巴补肾填精，引精达脾。黄芪、当归益气养血。党参益气生津，化源充足。圆肉养心安神，交通心肾。

此法亦为水土合德之法，复命归常之法。使先后天并茂，以期机体恢复自然的气化状态，达到远期治疗效果稳定之目的。（《刘之凤医案》）

病例九，孕后失眠

患者张某，女，30岁，于2016年4月15日诊。自诉怀孕近2个月，原来睡眠质量就差，近半月失眠、恶心、纳呆、便软、乏力、全身不适。诊：舌较淡红，有齿痕，苔薄白稍腻。脉细滑，两关脉有滞象，左寸脉细弱，两尺脉细稍滑较沉。看到患者表情抑郁，经询问此次怀孕是二胎，第一个孩子是女儿，其老公是单传，一家人都想要个男孩，她老怀疑自己怀的又是女孩，如果查的是女孩子就要打掉这个孩子，心里很是不安，加之妊娠反应所以出现上述症状。

【分析治疗】对患者首先从伦理道德和自己身体健康方面晓之以利害，打消掉了患者此想法。其次告诉患者现在正是孩子胎基形成的时侯，是孩子大脑灵根萌芽之际，母亲必须心神宁静，心肾相交，脾土健运，才能有利孩子的发育成长，能得到一个健康聪慧的孩子比什么都重要。通过沟通，病人已释怀，现在主要任务就是镇心安神、交通心肾、健脾开胃为首要。根据患者上述脉证，拟了朱茯神法合化气和胃之法加味。

【初方】朱茯神20g，桂枝15g，黄芪20g，砂仁15g，白豆蔻15g，炒麦芽15g，柏子仁15g，浙白术20g，熟枣仁30g，灶心土50g（包），淫羊藿20g，炙甘草12，生姜25g。5剂，水煎服，日1剂，分2次温服。

【方解】方中朱茯神、柏子仁、熟枣仁：镇静养心安神。

与淫羊藿同用，交济心肾。黄芪生于乾坎之间，少阴之地，入土最深，下达黄泉，直伸无曲故能引泉水由冲脉直达巅顶，凡清窍皆得其益，且能润筋络骨节肌腠。得白术，水土和合，运化有方，津液得源源降下，润土润物，天清地泰。桂枝透达少阴，引阳外出入太阳经，循脊背上行入脑，以利子之内髓生长。白豆蔻行滞开胃，温胃快膈，扩胃增食。炒麦芽具有冲和之性，富生生之能，疏肝郁而增食欲。砂仁开郁宣滞，疏肝醒脾，化精输精于上下内外。与淫羊藿同用，使阴阳偕行，精气运化，脏腑安和，神气泰然。灶心土通心理肝、温土止呕、镇魂宁胆，有中正之能使。与甘草同用，奠安四旁，运化无阻，天施地孕之气交流不息，五脏六腑之通达无阻，是调变阴阳火水之奥妙也。

2014 年 4 月 20 日二诊。患者用药后睡眠好转，较为踏实，心情亦舒畅许多，饮食改善，少有恶心、乏力，大便仍软。舌淡红，有齿痕，苔薄白，脉细滑，左寸脉弱改善，两关脉滞象消失，两尺脉细稍沉。总观脉证，病人肾气虚弱，脾气不足。尽管坎离已交济，但整体气化动力还不够，运化不足。下一步要以温肾健中，养心安神为主。拟扶阳温水之法加味。

【二方】制附子 60g（先煎 2 小时），安桂 15g，浙白术 20g，黄芪 20g，益智仁 15g，菟丝子 30g，朱茯神 15g，熟枣仁 25g，圆肉 20g，白蔻仁 15g，炒麦芽 15g，炙甘草 12g，生姜 50g。5 剂，水煎服，日 1 剂，分 2 次温服。

【方解】此方具有温阳补肾、镇心安神、健脾开胃之功效。方中附子、肉桂大补肾阳，以温坎水，温土养木，化精上升。与白术、黄芪同用水暖土运，水土合德，引运精气，流通滋润，温养脏腑，使水火交济，心神得养。益智仁通肾达脾，温肝益智。菟丝子大能补肾，肾旺自能萌胎。朱茯神、熟枣仁、圆肉镇心安神，养心益智，使心肾通达。白蔻仁、炒麦芽行气开胃快膈、扩胃囊、增食欲。炙甘草、生姜奠安中土，通达神明，宣秽止呕。全方共达水土合德、交济心肾、健中开胃之作用，使患者尽快恢复正常的生理状态，给胎儿创造良好的发育生长环境。

2014 年 4 月 26 日三诊。患者此次服药后，原有不适症状基本消失，睡安纳香，已无乏力感。于上方略加出入，再拿 3 剂，水煎服，隔日 1 剂。

嘱：吃完药后，无须再用药，安心养胎即可。

后记：7 个多月后，来电报喜，产下一个 8 斤的男婴，特意致谢。

现在重男轻女的思想在某些家庭仍然很严重，伤害了好多无辜的婴灵，同时也伤害了好多妈妈的身心健康。作为大夫我们有责任尽量避免这种事情的发生。(《刘之凤医案》)

附　　录

论附子①

（一）附子对扶阳医学的重要性

附子为扶阳医学的立法之要药，不可或缺，是以坎立极之品，没有附子，扶阳医学的立法体系就不复存在，它成就了扶阳医学。

（二）附子原产地及种殖

附子原产地，自古至今历代以四川江油坝上为附子道地产区。那里的附子冬至将育好的种苗栽种于地下，是自然界一阳初生之际。到夏至后采挖，是一阴初生一际，它的生长过程完全是在阳气春生夏长这个阳气最显露旺盛的阶段，它孕存的阳气丰厚而饱满，所以称它谓扶阳医学的第一要药。

---

① 部分内容引自火神门扶阳医学微信群讲课内容。

（三）附子作用及其质量的重要性

扶阳医学以善用附子而著称，附子：回阳救逆，救命一线。大温坎水，启发生机，气血温充，五脏得养，胎元易长，百骸得温。大启坎阳，升于中上，驱散阴霾，天清地泰。大温中下，相火温脾，中土运转有力，坎离易于交通，生机气化无阻，所以附子的功效是其他任何一种药物无所能及的。那附子的质量更是至关重要，不仅关系到扶阳医学的治病效果，甚至决定着扶阳医学的生死存亡。附子质量好，治疗效果就好，救人就多，社会反应大，扶阳医学就会得以更好更快地传承与发展。如附子质量差，炮制有误，那不仅影响治病效果，而严重的是有生命危险，那对扶阳医学的传承与发展将会是灾难性的打击。所以学习传承发展好扶阳医学，必须首先弄明白并掌握好附子这味药。一要选认道地药材，二要正确炮制过程，方可用此担当其重任。

（四）四川道地附片的特点

四川江油附子个大，外观小爪多，粉足，附子油多，饱满，有效成分含量高些，炮制附片时，透发的是香味。生附片纵切面中间有明显的菊花纹路，其他区域的附片则没有。

（五）附子的传统炮制

1. 有记载的附子炮制方法

（1）汉代有火炮法；

（2）晋代有炒炭法；

（3）南北朝刘庆时代有东流水并黑豆浸的方法；

（4）唐代有蜜涂炙法；

（5）宋代有水浸、生姜煮、姜汁淬、醋浸盐煮、醋淬、童便浸后煨、赤小豆煮、姜炒炙等法；

（6）明代增加了煮制、蜜水煮、巴豆煮，防风、盐、黑豆同炒等法；

（7）清代有甘草、防风煮后再用童便蒸等法。

附子在历史变迁和发展中的炮制方法，可谓式样繁多。但是，泡胆只是近代的方法，但这种制作方法却纳入了我国的药典，使医药者大都对附子的炮制在认识上有了误区。为什么要泡胆巴？原因只有一个：保鲜。因为，附子俗称"过夜烂"，从地里挖出的鲜附子，过夜就有可能烂掉了，所以，将附子腌在胆巴池中就能保鲜，简便易行，处理简便。

2. 近代传统炮制附子的分类及加工过程

在传统炮制附子时，鲜附子刚从地里摘出来之后，首先要去除须根和泥巴，然后将之浸泡到盛有高浓度胆巴液的池子中。这一泡就像腌咸菜一样，少则半月而多则半年，其目的只有一个：防止附子腐烂！什么时候加工，什么时候就捞出来使用。传统附子有黑顺片、白附片、黄附片和炮附片，其加工过程是：

（1）黑顺片：将泡过胆巴的附子，煮至附子透心，捞出后用水漂洗，漂洗后切片，切片后再用水漂，水漂后再用染色剂染色，然后开始蒸，蒸到附子片出现油面之后，再进行干燥，最后就制成了现在市面上卖的黑顺片。

（2）白附片：将附子从盛有浸胆液的胆巴池中捞出来之后，将附子煮至透心，然后捞出来去皮，切片，用水浸漂。然后再蒸，最后，将蒸透的附片取出，晒半干（去水50%），用硫黄熏成"漂漂亮亮"的黄色，之后再晒干（一定要晒干，否则时间久了附片会发霉）。这就是我们经常看到的，通体黄色而且非常有"看相"的白附片。

（3）黄附片：把附子从胆巴池中捞出之后，煮至附子透心（3～4小时左右），然后进行切片，烘干，就成了黄附片。黄附片没经过漂胆过程，所以毒性较大，其价格相对于漂过胆的白附片和黑顺片，每公斤要便宜10元/kg～20元/kg左右。市面各大药店里，大都是这种黄附片。

（4）炮附片：把附子从胆巴池的浸泡液中捞出后，切片晒至半干，再用砂子炒至焦黄，这就是炮附片的制作方法。

附片的泡制方法虽然种类繁多，但制作后的附子都叫作制附片，各大中药市场及大医药公司均有销售。市面上的绝大部分黄附片，在经历了泡胆腌制的过程之后，其实就已经失去了附子应有的性能，而黑顺片和白附片其质量稍许好些黄附片经过了复杂的工艺制作过程，药性损失较为严重。

附片厂为了提高生产效率，一般都是用化学药剂去剥附子皮，之后是蒸了又漂、漂了又蒸等复杂过程。在这漂来漂去的过程中，虽然漂去了大量胆巴，但有效成分也大量随水漂而流失。制附片（包括黑顺片、白附片、黄附片）首先是受到寒性的胆巴以阴制阳的抵制，使扶阳的君主之药（附子）变得扶不起阳气。其次，是用到患者处方中的附片很可能已经变成了药渣，这也是很多人服用附片效果不好的原因之一。

但这种炮制附子还存在一个很严重的问题，那就是胆巴对人体有巨大的危害。市面上卖的制附片（特别是黄附片），都含有不少于10%的胆巴，胆巴即氯化钙，大量用于工业生产。

虽然豆腐、豆腐脑等食品也常常用到胆巴（俗话说卤水点豆腐），但其剂量是很小很小的，一百斤的豆腐（脑）也只能用几克，对人体几乎不产生危害。但制附片就不同了，几乎所有的制附片都存留着大剂量的胆巴。过量的胆巴，一是会对人体的胃部产生烧灼的感觉（不明原因的医生认为是附片的热性造成的）；二是胆巴能抑制人体的神经中枢，使人出现头昏、头痛、腹泻等症状（不明原因的医生认为是排病反应）；三是胆巴还能凝固蛋白质，过量摄入还会凝血，甚至造成死亡。所以，附子中毒不仅仅是中了附子乌头碱的毒，同时还中了胆巴的毒。所以每天吃附片的时候，很可能同时也在吃着毒药。千万不要认为你买的是江油附片，就认为是上品。江油附片只能代表原材料是地道的，是好的；但不代表是安全的，是没毒的。

3. 中华中医药学会扶阳传承基地火神门炮制附子的方法（自认为是较为正确的方法）及特点

（1）火神门炮制附子的方法

第一步：首先把鲜附子去掉泥巴和须根，直接把鲜附子烘干或晒干。这样的干附子，就是我们常说的生附子烘干片，可以在加工炮制的时候，加工多少就拿出多少。

第二步：把干附子携带的少量泥沙用清水冲洗干净，再置于净水中浸泡，泡至半透时捞出。为了保证原生附子有效成分不流失或少流失，不能将附子直接泡透。

第三步：将泡至半透的附子置入特制药池，每天两个小时喷一次净水，直到附子全部润透（注意：是润透而不是泡透）。之后，再将浸润好的附子置入大瓦缸里（瓦缸既可以保温，又不会使附子与铁、铝等金属发生化学反应）。

第四步：通过自制的蒸汽装置，用蒸汽蒸制缸里的附子。一开始，开缸上的排气孔会冒出非常刺鼻的生附子气味（开始阶段都有一股邪味，可能是乌头碱造成的），这时要继续蒸，一直要蒸到气味不再刺鼻（注意：热解，是解除乌头碱毒的最佳方式），直至香味能够透出来（注意：蒸江油附子透出的香味，可以迷漫整个院落、整座大楼），然后再停止蒸汽的蒸制，从瓦缸里取出附子，用篾刀将附子切开，如果能看到附子的中间无白心，或稍有黄豆大的白心就合格了。

这样蒸制的附子片，晒干或烘干后颜色黑中有黄，呈半透亮状，没有黄附片或白附片透亮好看，但是它具有附子的真正香味，最大程度地保留了附子的有效成分。

（2）火神门制附片的特点

1）火神门的附片在煎煮时，可以看到药汤是红色的。红色乃扶阳的颜色，红色属火，属南方，与后天八卦中的离卦对应，主人体的心脏。附片汤出现红色是附片汤真正的本色，绝对没有加染色剂。换句话说，如果你在市面上买的附片，煎煮后的汤不是红色的，那就需要考虑一下了。

2）火神门的制附片，蒸制后颜色是黑色的。黑色属水，属北方，与后天八卦中的坎卦对应，主人体的肾脏。炮制之后的附片其本色就应该是黑色的，黑色才是制附片的本色，绝对没加染色剂。市面上那些金色透亮的附片，除了极少数质量是好的（如同宥三和的制附片），其余绝大部分是用硫黄熏出来的，你一定要学会分辨，不能认为漂亮好看的附片都是药性最好的。

239

3）火神门的附片因为没有放任何添加剂（比如庶糖、蜜等），所以煮出来的附片汤有点苦味。同样放心，附片汤的本味就应该是苦味，因为苦味才能入心，苦味才能降相火。所以，四逆法虽说是纳下之法，但没有这个苦味，是纳不下去的；四逆法虽说是归根之法，但没有这个苦味，也是无法归根的；四逆法虽说是最大的降之法，但没有这个苦味，同样也是降不下去的。所以，附片这个阳行阴令的君主之药，如果没有这个苦味，就不可能很好地纳下归根降相火，其用阳化阴的功效也会打折扣。

4）火神门的附片不用洗，不用泡，直接用大火煎煮 1～2 小时就可以直接服用，省时省力。因为火神门的附片，在蒸制的过程中没有介入任何化学物质，没有泡胆，没有熏硫，更没有用高锰酸钾去剥附子的皮，同时，我们又采用了最完美的热解方式来解除附子的毒性，所以，火神门的附片是非常安全可靠的。

5）火神门的附片，是充分保留了其有效成分的。因为在附子蒸制的过程中，当蒸气中透出浓郁的附子香味之后，会立即将瓦缸上端的排气孔与蒸气回收装置连接，将冒出的有香味的蒸气重新回收冷却，并与在蒸制附子的过程中，残留在瓦缸底部的少量附子液合在一起，将之重新浇到了附子片的表面上。所以，你看到火神门附片表面上的那层油油的东西，绝对不是添加剂，而是凝固了的附子液。

6）火神门的附片在加工蒸制过程中，有专门的监药工，非常严谨。

火神门蒸制附片是传统手工作坊，生产力低下，出品率不高，但我自认为火神门附片是"土到极点，美到极点"的完美之品，这样的附片才让人闻起来舒心，用得有信心，喝下去放心。我用这样的制附片比较多。

4. 自制熟附子的方法

将生附片洗净，固定量放入一容器内，放入凉水至接近药的平面，浸泡，不定时搅拌，直到最后全部润透为止，水基本都浸到药里面了，再放到大锅竹笼上蒸，一直蒸两个小时，中间不须停火，不须加凉水，开始就把水加充足，必须蒸透，掰开蒸熟的附片不能有白心。再将其晒干，或烘干，备用。这样制过的附片可直接与其他药物一起煎煮，煎煮时间超过一个小时，药效可靠，并非常安全。

在郑卢医学的临床实践中，制附片的质量至关重要，医生医术再高，辨证立法再正确，处方遣药再准确，若附片的质量不过关，临床效果也将大打折扣，所以附子的炮制非常重要。

5. 在炮制附片过程中注意事项

要带口罩，生附片的粉尘不能呛到鼻孔或咽喉部，否则会鼻痒喷嚏，或咽部不适。可戴手套，捞泡生附片时，泡附片的水经常沾到手上，手上皮肤则会发红发痒、肿胀。如果不慎溅到眼里，赶快用清水洗，否则眼睛会红肿四五个小时。蒸制好的附片或附片液则没有任何不良反应。

6. 附子中毒现象的紧急处理

（1）附子中毒一般出现舌麻，手脚甚至全身肿胀麻感，或有心悸，或头晕，或有腹泻，或汗出，严重者昏迷抓紧去医院抢救。

（2）一般中毒现象的处理：抓紧就地处理，家里有大米的，喝淘米水解，或喝红糖水，或喝白蜜水，或煎炙甘草汤喝，中毒现象不很严重的话用这些方法处理后，一般一刻钟或半小时就可自行缓解。

（3）预防措施：因为没法控制货源，但必须做到，首先能明辨佳劣，先用舌舔一下药物，如感咸苦涩为劣，或先煎煮时有难闻的气味为劣，一定要小心。原来我对这种情况就是用同量的生姜先煮半小时或一小时，量大者先煎两小时左右，还要做到先自己尝试加倍量的附子，觉得安全了，再给患者用。或者通过有关渠道直接进信得过的安全道地的附子，可以直接与其他药物进行煎煮，疗效可靠，而安全无任何副作用。我经常选用广州南沙中华中医药学会扶阳医学传承基地的道地江油附子，非常安全。

（4）饮食注意：不能饮酒，不能吃老豆腐，忌生冷，还有不能吃涂生长素的西红柿，易引起腹泻。

论滋阴法在扶阳医学中的必要性

　　滋阴法在扶阳医学中亦是很重要的一个法，虽然用得比较少，但是不可或缺，这亦体现了扶阳医学立法体系的完整与完美性。重扶阳并不代表不重视滋阴，当须用之时，直须用。之所以用得少，与现在的运气、当下人们的生活习惯变化，还有全球气候变化及现在人们对自然界的破坏都有关系。郑钦安曰："余非爱姜附，恶归地，功夫全在阴阳上打算尔……"老子曰"万物负阴而抱阳"，世界上的万物都背负阴而拥抱着阳，阴阳互相为用，独阳不生，狐阴不长，两者互相包抱，不可分割。再看我们扶阳医学立极的坎卦，两个阴爻，中间夹一阳爻，如没有这两个阴爻的涵包，那一阳爻绝不能独存，所以扶阳医学绝对不是只讲扶助阳气，而忽略了阳赖以生存的阴。只是两者要有一个重点和侧重面，有主次之分，且这符合人体生命活动的需要，亦符合自然气化规律，那就是"阳主阴从"，要让阴为阳服务。身体需要滋阴清润的时侯，那是为了阳气更好潜降和收藏，不使相火离位而散越，所以扶阳医学不是只注重扶助阳气，而是权衡阴阳赢缩而定。如据人体病情需要不伤正气阳气的情况下运用好滋阴法去保护好阳气，那才是真正弄明白了扶阳医学的真谛，所以运用好扶阳医学的滋阴法显得更为重要。

扶阳医学与各家学术的联系与区别

扶阳医学是一套完整而较为完美的理脉法药体系，是扶助保护调节治理阳气的医学，是促使天人合一人的医学，是研究治病养生延年、优生优育的医学，更是未病先防的医学。它的理法用药都是围绕阳气的生长收藏气化规律而设的，是合乎于"天人合一"这一自然养生之道的。

阴阳学说是中医学的理论核心，扶阳医学与其他各家学说都脱离不开阴阳学说，这是一个永恒的主题，而扶阳医学提出中医阴阳学说的核心存在着阳主阴从的关系，"大哉乾元，万物资始，乃统天""大哉坤元，万物资生，乃顺承天""天行健，君子以自强不息""地势坤，厚德载物""气者生之充也""夫有形者生于无形"，在阴阳二者对立制约、互根依存和消长转化的运动变化当中，阳是极为重要的，它起着主导作用，而阴则位于从属地位，阳气是事物变化的原动力。而我们的教科书及各家之说皆以"阴阳平衡，阴平阳秘"视阴阳为平衡、对等的，没有主从，这是很大一个区别点。

扶阳医学的治疗模式是脉—法—药三位一体，紧密相连，不是单纯地见病见症而治。它是有是脉用是法，有是法用是药（但法无定法）。"以火立极，无问其病以极为归"，所以它的临床理路是一套纵深战术。其立法宗旨："坎离既济，水土合德"，所以它更是一套迂回战术。它既能全局战略，又能具体战术，切入准确，次第分明，收功完美，所以它的突出特点就是章法次第分明。其他学术学派的治法多为阶段性的或截面性的，那都可囊括在扶阳医学的理法次第里。凡是在扶助保护治理阳气的前提下据病情而阶段性地使用相应的经方时方验方都可以，以作为权宜之法或过度之法，共同协调完成恢复阳气正常的生长收藏气化规律，而实现坎离既济、水土合德，所以扶阳医学与其他任何学术学派都不矛盾。它是一门外延性、包容性很强的医学，因为它治疗疾病的思路是一套纵深、迂回的理路。扶阳医学一切治疗都是在扶阳护正的前提下进行的，这一点是最关键的。

再就是扶阳医学的临床用药，较为精纯，总的使用品种数量有限，常用药仅近百味。只要温热甘平药能解决的问题，尽量不用或很少用到寒凉克罚药，以免伤到正气阳气或脏腑，这亦是很显然一个区别。

各家学说临床治疗都是一个目的就是扶正祛邪，邪去正安，阴阳充和，消除患者病痛。而扶阳医学在解决这些问题后更注重疗效的稳定与长久，将恢复其自然有效地免疫功能更为重视，扶阳医学很讲究完美收功，这亦是它突出的一个特点，是他法无所能及的。

对本书的补充说明

仍在继续学习实践领悟着扶阳医学，扶阳医学的精髓难以穷尽，其法还有好多未曾涉及，卢铸之之医境是登峰造极、炉火纯青，那真是令人叹为观止、望尘莫及，加之本人愚钝，所学有限，领悟浅薄，会有诸多不足与缺憾，只是将本人这十多年的所学所悟分享给大家，为热爱扶阳医学的同道入门之用，能正确认识扶阳医学，明白扶阳医学的真正含义，重视传承应用好扶阳医学的社会意义，初步了解扶阳医学的理脉法药及临床应用次第和后期完美收功的治疗章法。如能起到抛砖引玉之效正本清源之果亦甚感欣慰，都是为了扶阳医学的发展与完善，甘当一块砖，一片瓦，缘于本人热爱祖国医学，热衷扶阳医学。

根据多年临床实践体会，扶阳医学的理法多为调气机的，对形质性的病如肿瘤、癌症，可在扶阳医学立法的前提下，加上特攻的专药，或先调气机，或先专方专药，再调气机，或相互交叉转换，纵观总体治疗，皆在扶阳立法的框架内。

如书中有涉及诸老师的所言所述，那是对相关内容的认可与尊重，而纳入书中，在此表示感谢！望海涵！本人别无他念，只为扶阳医学的传承与发展。

扶阳医学药解索引

参考书目

1. 郑钦安．中医火神派钦安三书：医理真传，医法圆通，伤寒恒论［M］．北京：学苑出版社，2007．

2. 卢铸之，卢永定，卢崇汉．卢氏药物配合阐述［M］．上海：科学技术文献出版社，2012．

3. 卢铸之，卢永定，卢崇汉．卢氏临证实验录［M］．上海：科学技术文献出版社，2012．

4. 彭重善．大医火神师徒传道录［M］·香港：繁荣出版社，2014．

5. 卢崇汉．扶阳讲记［M］·北京·中国中医药出版社，2006．

6. 黄元御．四圣心源［M］·北京：中国中医药出版社，2014．

7. 彭子益．圆运动的古中医学［M］·北京：中国中医药出版社，2007．

8. 彭重善．卢氏妇科要诀［M］·香港：繁荣出版社，2007．

9. 张雨轩．中华中医药学会扶阳医学传承基地一、二、三期双月刊［J］．香港：繁荣出版社，2014．

10. 火神门扶阳医学微信群讲课内容．